MOEWIG
SACHBUCH

Bewußt ernähren durch

WOCHENEND DIÄT

MOEWIG Band Nr. 3233
Verlag Arthur Moewig GmbH, Rastatt

Inhalt

Vorwort

Schlank und schön sein –

wer möchte das nicht? Allein die Vorstellung, eine tadellose Figur zu haben, bringt viele Frauen und Mädchen, die meist an den falschen Stellen mit Fettpölsterchen behaftet sind, zum Träumen: endlich wieder einmal ein hochmodisches Kleid oder einen tollen Bikini tragen können und nicht die lästigen Rundungen kaschieren müssen! Dieser Wunsch wird allmählich immer übermächtiger, doch bedauerlicherweise bleibt es meist bei dem Wunsch. Warum eigentlich? Mit ein wenig Energie und Selbstdisziplin lassen sich falsche Eßgewohnheiten – und gerade die sind der Grund für die meisten Figurprobleme – durchaus in den Griff bekommen.

Wir würden Ihnen gern dabei helfen. Aus diesem Grunde haben wir ein Buch mit den wirksamsten Diäten zusammengestellt. Es bietet für jeden Geschmack und jedes Problem die richtige Kur. Machen Sie auf alle Fälle einen Versuch – es lohnt sich bestimmt!

Was Sie vor Beginn einer Diät wissen sollten

Die beste Schlankheitsdiät ist zum Scheitern verurteilt, wenn Sie nicht eine Reihe von Verhaltens- und Ernährungsmaßregeln beachten.

Was Sie Ihrer Linie zuliebe unterlassen sollten

1. Die leckeren Häppchen zwischendurch sind Gift für Ihre Figur. Auch wenn bei Ihrer Diät fünf bis sechs Mahlzeiten erlaubt sind, sollten Sie nie eine weitere hinzufügen.
2. Vermeiden Sie das Probieren, wenn Sie ein Gericht zubereiten. Würzen Sie grundsätzlich zurückhaltend, und stellen Sie zum Nachwürzen Salz, Pfeffer, Curry, Paprika usw. auf den Tisch.
3. Vermeiden Sie während einer Diät alle Süßigkeiten. Lassen Sie nach einer Einladung die nächste Mahlzeit grundsätzlich ausfallen.
4. Auch wenn Sie Ihr Idealgewicht erreicht haben, sollten Sie keine Mahlzeit zu sich nehmen, ohne die Kalorienwerte der Nahrungsmittel zu kennen. Wer dauerhaft schlank bleiben möchte, muß sich **immer** Zurückhaltung auferlegen.
5. Unterschätzen Sie keinesfalls die Nahrhaftigkeit von Alkohol. Wenn Sie glauben, die paar Gläschen Flüssigkeit könnten Ihnen nichts anhaben, dann wird Sie Ihre Waage bald eines Besseren belehren. Besonders Knabbereien zu Wein und Bier machen sämtliche Bemühungen um die schlanke Linie wieder zunichte.
6. Reden Sie sich niemals ein, Ihr Gewicht beruhe auf zu schweren Knochen oder Drüsenstörungen. Diese sind in nur 10 % aller Fälle der Grund für überflüssige Pfunde.

7. Machen Sie sich als Hausfrau niemals vor, Sie hätten bei Ihrer Arbeit genügend Bewegung und Gymnastik oder Fitneßprogramme seien überflüssig. Ausgleichsübungen und zusätzliche Bewegung braucht jeder!

8. Begehen Sie als werdende Mutter nie den Fehler, während der Schwangerschaft für zwei zu essen. Das ist keineswegs nötig und alles andere als gesund – weder für das ungeborene Kind noch für Sie selbst. Wenn Sie Ihre Figur nicht für längere Zeit verderben wollen, sollten Sie höchstens 15 bis maximal 20 Pfund zunehmen!

9. Sie halten eine Diät länger durch, wenn Sie sich besondere Mühe bei der Auswahl und Zubereitung der Speisen geben. Es ist falsch, während einer Schlankheitskur am Essen sparen zu wollen, denn dadurch nehmen Sie sich selbst den Mut und die Lust, ausreichend lange durchzuhalten.

Was Sie Ihrer Linie zuliebe tun sollten

1. Essen Sie jeden Bissen langsam und bewußt. Sie werden dadurch schneller satt und haben mehr von der Mahlzeit. Wer bewußt ißt, unterliegt nicht der Gefahr, kalorienmäßig zu sündigen.

2. Prüfen Sie Ihr Gewicht täglich, und zwar unbekleidet vor dem Frühstück. So erkennen Sie rechtzeitig, wann es nötig ist, mit dem Essen zu bremsen. Bei drei Pfund zuviel ist eine Diät angebracht!

3. Ernähren Sie sich auch nach Ihrer Schlankheitskur richtig. Nur wenn Sie Ihre Eßgewohnheiten ändern, können Sie die mühsam erworbene Linie erhalten.

Frühlings-Diäten

Mit Buttermilch und Backkartoffeln gegen Übergewicht

Der amerikanische Arzt und Ernährungswissenschaftler Dr. Irwin M. Stillman hat eine wirkungsvolle Schlankheitskur entwickelt, die sich dadurch auszeichnet, daß sie den Organismus nicht belastet, wenig Geld kostet, kaum Mühe macht und deshalb besonders gern angewandt wird. Darüber hinaus kann an einem einzigen Wochenende ein Gewichtsverlust bis zu dreieinhalb Pfund erzielt werden. Voraussetzung ist jedoch, daß Sie Buttermilch und gebakkene Kartoffeln mögen, denn außer diesen beiden Nahrungsmitteln ist absolut nichts erlaubt! Nur ungesüßter Kaffee oder Tee, Mineralwasser, klares Wasser und kalorienverminderte Sprudelgetränke bilden eine Ausnahme.

Für diese Diät am Wochenende brauchen Sie einen ausreichenden Vorrat an möglichst jungen, festen, großen Kartoffeln, Aluminiumfolie und Buttermilch. Sie heizen Ihren Backofen auf 200 Grad vor, wickeln die Kartoffeln fest in Aluminiumfolie und backen Sie 40–50 Minuten. Um Strom zu sparen, backen Sie gleich mehrere Kartoffeln auf einmal, die später nur kurz aufgewärmt zu werden brauchen.
Pro Tag dürfen Sie dreimal eine halbe Kartoffel zu sich nehmen, am besten mit der Schale. Damit erreichen Sie ein größeres Sättigungsgefühl und bieten dem Darm Ballaststoffe, die dieser dringend braucht. Erlaubt sind ferner sechs große Gläser Buttermilch, die Sie gleichmäßig über den ganzen Tag verteilen sollten.

Versuchen Sie, trotz dieser relativ hohen Flüssigkeitsmenge noch täglich bis zu sechs Gläser klares Wasser zu trinken. Damit vergrößern Sie den Erfolg der Diät, denn dadurch werden nicht nur Schlacken und Giftstoffe, sondern auch überflüssiges Fett schneller herausgespült. Erfahrungen haben gezeigt, daß diese Schlankheitskur fast beliebig lange durchgehalten werden kann, ohne daß sich Mangelerscheinungen einstellen. Der relativ hohe Sättigungsgrad der Buttermilch sorgt außerdem dafür, daß Sie sich fast nie hungrig fühlen, obwohl Sie pro Tag weniger als 900 Kalorien zu sich nehmen. Die Kombination von Buttermilch und Kartoffeln ist deshalb so ideal, weil sich diese beiden Nahrungsmittel an Vitaminen, Mineralien und Spurenelementen hervorragend ergänzen.

Hierzu ein kalorienarmes Sonntagsrezept:

Schweizer Folienkartoffeln

1 große Kartoffel,
5 Scheiben
Schweizer Käse,
Curry, Paprika,
Petersilie,
2 Eßl. saure Sahne,
Schnittlauch,
Dill

Die rohe Kartoffel in Scheiben von 5–7 mm Dicke schneiden. Jede Scheibe mit Käse belegen, mit Curry, Paprika und Petersilie würzen, zusammensetzen und fest in Alufolie wickeln. 30–40 Min. im 200 Grad vorgeheizten Backofen überbacken. Die Kartoffel auswickeln, die Sahne darübergeben, mit Schnittlauch und Dill bestreuen.
Für die Familie gibt es dazu ein gegrilltes Steak mit Maiskörnern.

Und nun noch die passende Schlankheitsgymnastik:

Ihre Beine bleiben elastisch, entstaut und formschön, wenn Sie in Rückenlage – mit den Händen unter dem Kopf – die Beine anwinkeln, beide Unterschenkel senkrecht hochschleudern und gegen die Oberschenkel zurückfallen lassen. Die Übung zehnmal wiederholen!

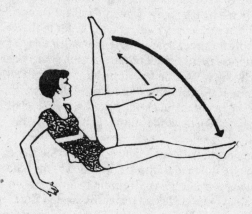

Ein guter Tip

Wer unter schlechtem Atem leidet – das kann beim Einhalten von Diäten leicht vorkommen –, sollte immer ein paar Kaffeebohnen bei sich haben. Der üble Geruch verfliegt sofort, sobald man eine Kaffeebohne gekaut hat. Frische Petersilie erfüllt den gleichen Zweck!

Eine neue Figur durch die Millionärsdiät

Wenn Sie ein eingefleischter Gourmet sind und nicht auf leckere Mahlzeiten in eleganten Restaurants verzichten möchten, können Sie – ohne liebgewonnene Gewohnheiten aufzugeben – trotzdem abnehmen. Daß Sie Ihre neue Figur jedoch nicht erreichen können, ohne tiefer in die Tasche zu greifen, dürfte Ihnen klar sein, da nur noch knackig frische Salate und leckere Schalentiere erlaubt sind. Langusten, Krebsschwänze, Muscheln, Garnelen und Krabben haben zwar wenig Kalorien, sind aber teuer – und das nicht nur im Restaurant, sondern auch im Spezialitätengeschäft. Aber ein einziges Wochenende dieser Kur läßt Sie bis zu drei Pfund abnehmen.

Als ausgemachter Feinschmecker kochen Sie sicher gerne. Machen Sie daher aus Ihrer Diät ein Hobby. Setzen Sie Ihren Kochkünsten keine Grenzen. Wählen Sie – auch bei den Salaten – nur die feinsten und frischesten Zutaten, aber lassen Sie bei der Zubereitung der Schalentiere Kräuterbutter, Mayonnaise und ein Zuviel an Öl weg! Benutzen Sie für Ihre Salate keine Fertigsaucen, die sich meistens durch hohe Kalorienwerte auszeichnen, sondern bereiten Sie Ihre Marinaden selbst zu. Gartenfrische Kräuter, Zitronensaft, nicht zu scharfe Gewürze und Magerjoghurt dürfen Sie verschwenderisch benutzen.

Bei dieser Diät gibt es dreimal täglich ein Gericht aus Schalentieren und dazu einen Salat. Trinken dürfen Sie Mineralwasser, schwarzen Kaffee oder Tee und kalorienverminderten Sprudel, am Abend auch 1 Glas herben Weißwein. Wichtig ist, daß Sie pro Tag nicht mehr als 1000 bis maximal 1200 Kalorien zu sich nehmen. Die umseitige Tabelle wird Ihnen helfen, diese Grenzen einzuhalten.

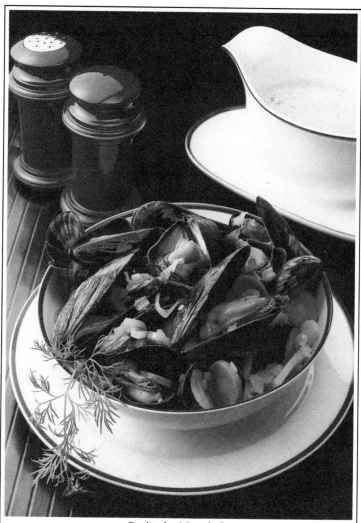

Badische Muscheln
Rezept auf Seite 19

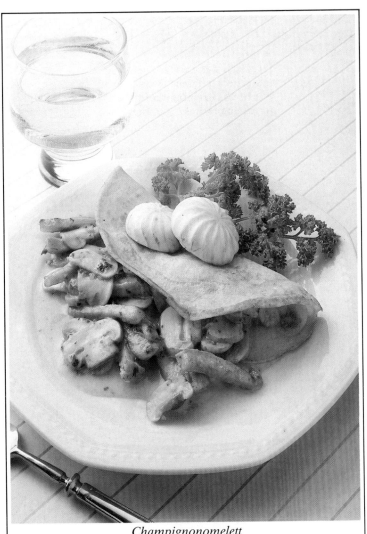

Champignonomelett
Rezept auf Seite 22

Kalorien

100 g Krabben in Dosen	84
100 g gedünst. Meeresmuscheln	85
100 g gekochte Taschenkrebse	95
100 g frische Krebsschwänze	88
100 g Kammuscheln, gekocht	175
100 g Garnelen, gekocht	100
100 g Austern, roh	125

Wie wäre es gleich zu Anfang mit einem kalorienarmen Rezept? Versuchen Sie doch einmal

Badische Muscheln
Farbfoto auf Seite 17

500 g Miesmuscheln, 1 gr. Zwiebel, Salz, Pfeffer, 1 Lorbeerblatt, 1 Gewürznelke, einige Senfkörner, 1 Bund Suppengrün, Petersilie, Schnittlauch, Zitronensaft, ½ Tasse Weißwein

Die Muscheln unter fließendem Wasser gut bürsten. Nur die geschlossenen Muscheln verwenden! Mit der in Scheiben geschnittenen Zwiebel, den Gewürzen, dem Suppengrün und ½ l Salzwasser ca. 5 Min. durchkochen. Die Muscheln herausnehmen und kalt stellen. Von dem Sud ½ Tasse abnehmen, diesen mit der gleichen Menge Weißwein aufgießen, mit Petersilie, Schnittlauch und Zitronensaft verfeinern. Die Muscheln darin nochmals aufkochen und sofort auf einer angewärmten Platte anrichten.
Für die Familie reicht man gebutterten Toast dazu.

Neuer Schwung durch Kräutertee

Natürlich haben auch Sie den Wunsch, dem Frühling mit einem strahlenden Aussehen zu begegnen. Sprödes Haar, abgebrochene Nägel und wintermüde Haut sind jedoch keine gute Voraussetzung dafür, und auch die ständige Müdigkeit macht Sie energielos. Deshalb sollten Sie schnell eine Kräutertee-Kur machen, und sei es nur ein Wochenende lang!

Besorgen Sie sich die dafür benötigten Tees rechtzeitig in Ihrer Apotheke, damit Sie schon am Freitagabend mit der Kur beginnen können.

Fangen Sie am besten mit **Liebstöckeltee** an. Durch seine ätherischen Öle und Camaninverbindungen wirkt er harntreibend und unterstützt die Wasserausschwemmung aus dem Organismus.

Die Wirkung: Ihre Beine werden belebt und entstaut, Ihr Gesicht wirkt nicht mehr aufgedunsen, sondern frisch.

Die Blüten des **Huflattichs** können Sie – wenn Sie wollen – um diese Jahreszeit selbst sammeln. Eine Handvoll davon wird mit kochendem Wasser übergossen und in kleinen Schlucken vor dem Frühstück getrunken. Huflattich entschlackt den Organismus und macht gleichzeitig die Haut klar. Anschließend sollten Sie sich eine Kompresse aus Huflattich machen. Ein Teelöffel getrockneter Huflattichblätter wird mit einer Tasse kochendem Wasser übergossen. Tauchen Sie dann mehrere Wattebäusche in den inzwischen lauwarmen Aufguß, pressen Sie diese etwas aus und legen Sie die Watte auf Ihre Gesichtshaut. Diese Kompressen wirken ausgezeichnet gegen erweiterte Äderchen und Hautunreinheiten.

Frühjahrsmüdigkeit und Antriebslosigkeit werden am besten durch **Brennesseltee** verscheucht. Achten Sie beim Kauf jedoch darauf, daß der Tee noch grün ist. Von diesem Tee trinken Sie jeweils eine Tasse vor jeder Mahlzeit.
Ein guter Tip: Eine Handvoll Brennesselwurzeln, aufgekocht mit einem knappen Liter Weinessig, ist nicht nur eine bewährte Belebung für Ihr Haar, sondern dieser Sud hilft auch gleichzeitig bei Haarausfall.
Schafgarbentee sollte bei dieser Kur auf keinen Fall fehlen. Zwei bis drei Eßlöffel werden mit einem Liter Wasser aufgebrüht. Dieser Tee aktiviert den Kreislauf und regt den Fluß der Verdauungssäfte an.
Naturheilärzte empfehlen, jeden Morgen sofort nach dem Aufstehen und vor dem Frühstück eine Tasse warmen Kräutertee zu trinken. Dadurch wird der ganze Organismus auf sanfte und schonende Art aufgeweckt und in Trab gesetzt.

Eine Gymnastik zur Unterstützung der Teekur

Taille, Hüfte und Waden bleiben formschön und schlank, wenn Sie mit nach hinten abgestützten Armen auf dem Boden sitzen und mit den Beinen in der Luft radeln, ohne den Boden zu berühren.

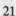

Während der Kräutertee-Kur sollten Sie Ihren Organismus nicht mit schwerverdaulichen Gerichten belasten: Versuchen Sie es doch einmal mit einem sättigenden, wohlschmeckenden Omelett, das nur 300 Kalorien hat.

Champignonomelett mit Reis
Farbfoto auf Seite 18

2 Eier,
200 g
feingeschnittene
Champignons a. d.
Dose,
Salz, Pfeffer,
5 g Butter,
je 1 Eßl. Petersilie
und Schnittlauch,
2 gehäufte Eßl.
Bouillonreis

Die Eier vorsichtig aufschlagen und trennen. Die feingeschnittenen Champignons unter das Eigelb mischen und mit Salz und Pfeffer pikant würzen. Danach das steifgeschlagene Eiweiß unterheben.

Die Butter in einer beschichteten Pfanne erhitzen, die Eiermasse hineingeben und das Omelett von beiden Seiten goldbraun braten. Zuletzt dick mit den gehackten Kräutern bestreuen und zu dem warmen Reis servieren.

Diese Mahlzeit eignet sich auch gut für Ihre Familie. Wenn es gewünscht wird, können Sie diese auch mit gekochtem Schinken ergänzen.

Ein Wochenende für Ihren Busen

Der Busen ist ein Stiefkind der Natur. Er besitzt keine Muskeln, die ihm Halt und Formschönheit bis ins hohe Alter garantieren. Sie selbst aber können den Alterungs- und Welkprozeß hinauszögern, wenn Sie die folgenden Tips beachten:

Beginnen Sie gleich am **Samstagabend** mit einer Busengymnastik, die nicht länger als drei Minuten dauern muß. Stellen Sie sich dazu entkleidet vor einen großen Spiegel, halten Sie Ihre Hände parallel und pressen Sie die Handballen unter Brusthöhe hintereinander fest zusammen. Die Übung ist richtig, wenn Ihr Busen bei jedem Zusammenpressen kurz nach oben steigt. (20mal wiederholen!)

Am **Sonntagmorgen** steht eine Schönheitsmassage auf dem Programm. Verrühren Sie dazu zwei Eigelb, die geriebene Schale einer Zitrone oder Apfelsine, zwei Teelöffel Olivenöl sowie die gleiche Menge Zitronensaft. Lassen Sie die Masse ½ Std. zugedeckt stehen und tragen Sie diese dann auf Brust und Dekolleté auf. Nach einigen Minuten wird die Schönheitsmaske sehr behutsam mit kalter Milch abgetupft. Wenn Sie anschließend unter die Dusche gehen, brausen Sie Ihren Busen mit der Handdusche gründlich ab. Benutzen Sie kaltes Wasser, und machen Sie über jeder Brust etwa eine Minute lang kreisförmige Bewegungen. Danach wird die Brust behutsam trockenfrottiert und mit einer Hand- oder Gesichtscreme eingefettet. Zehn Minuten einwirken lassen, dann das überflüssige Fett abtupfen.

Für den **Sonntagabend** nehmen Sie sich eine fünf Minuten lange Brustgymnastik vor. Versuchen Sie mit Ihren Ellbogen hinten am Rücken zusammenzustoßen. Wiederholen Sie diese Übung 15–20mal. Beschreiben Sie anschließend mit jeder Hand zuerst kleine, dann immer größer werdende Kreise. Zuletzt bekommt Ihr Busen noch eine hauchzarte Crememassage.

Wahrscheinlich wissen Sie längst, daß Sie Ihren Busen nicht durch lange, heiße Vollbäder belasten dürfen. Ebenso schädlich ist es, wenn Sie die zarte Brusthaut jedes Jahr den viel zu intensiven Sonnenstrahlen aussetzen. Sie welkt dann sehr viel schneller! Auch mit Ihrem Solarium oder der Höhensonne dürfen Sie es nicht übertreiben!

Noch ein wichtiger Tip

Kleine Härchen, die sich gerne rund um die Brustwarze herum ansiedeln, können mühe- und schmerzlos entfernt werden, wenn Sie das einzelne Haar mit einer Pinzette möglichst tief fassen und dann schnell in Wuchsrichtung herausziehen. Anschließend sollten Sie sofort den Finger auf die bearbeitete Stelle legen und später eine pflegende Creme auftragen.

Die entsprechende Gymnastik

Grätschstellung einnehmen, die Knie durchdrücken. Einen schweren Gegenstand mit dem linken, gestreckten Arm zum rechten Fuß und zurück über den Kopf führen. 5mal links üben, dann den rechten Arm benutzen.

Wenn Sie am Wochenende schon so viel für die Verschönerung Ihres Busens getan haben, dann sollte auch die übrige Figur nicht zu kurz kommen. Fangen Sie deshalb den Tag kalorienarm an, z. B. mit dem folgenden Frikassee, das nur 200 Kalorien hat!

Eierfrikassee

2 kleine harte Eier,
¼ l Würfelbrühe,
1 Teel. Kapern,
1 Eßl.
Zitronensaft,
2 Eßl. Weißwein,
1 Eßl. gehackter
Schnittlauch

Die Eier schälen und in Scheiben schneiden. Inzwischen die Würfelbrühe erhitzen und die Kapern hineingeben. Dann die Brühe mit Zitronensaft, Weißwein und Schnittlauch verfeinern und die Eierscheiben einige Minuten miterhitzen.

Für unterwegs können die Eier eingepackt und alle anderen Zutaten in einem Joghurtbecher mitgenommen werden.

Ihre Familie kann das Eierfrikassee mit Stangenweißbrot genießen.

Schwitzen Sie sich schlank

Ehe Sie zum erstenmal in eine Sauna gehen, sollten Sie eine Reihe von wichtigen Tips kennen und beachten:

1. Packen Sie Ihre Badetasche von vornherein richtig! Sie brauchen ein Frottiertuch, Seife, einen Bademantel oder ein Leinentuch. Auch Körperöl und – falls vorhanden – einen Massagehandschuh sollten Sie mitnehmen und vor allem ausreichend Zeit. Ein Minimum von eineinhalb Stunden müssen Sie unbedingt veranschlagen.
2. Nachdem Sie sich ausgezogen und warm geduscht haben, sollten Sie sich sehr gründlich abtrocknen.
3. Erst wenn Sie richtig trocken und warm sind, betreten Sie den Saunaraum. Setzen Sie sich nicht gleich auf die oberste, heißeste Bank, sondern fangen Sie ganz unten an. Achten Sie darauf, daß Sie mindestens sechs Minuten, aber nicht länger als zehn Minuten schwitzen sollten.
4. Wählen Sie Ihren Eintritt in den Saunaraum richtig. Schließlich wollen Sie doch den nächsten „Aufguß" mitkriegen. Meistens sind die Zeiten dafür draußen angegeben. Erschreckt oder ängstigt Sie der Aufguß jedoch, dann sollten Sie ihn weglassen.
5. Nach dem Aufguß schwitzen Sie so lange weiter, bis Sie eine leichte Herzbeschleunigung verspüren oder ganz instinktiv wissen, daß es nun genug ist.
6. Duschen Sie danach kalt, und tauchen Sie ganz in das kalte Becken.
7. Trocknen Sie sich nun gut ab, massieren Sie sich mit dem Handschuh und hüllen Sie sich in den Bademantel oder das Leinentuch. Ruhen Sie sich auf einer Liege mindestens 20 Min. lang aus. Gehen Sie erst ins Freie, wenn Ihr Körper abgekühlt ist und die Haare trocken sind.

Natürlich haben Sie nach dem Verlust von so viel Schweiß jetzt großen Durst, den Sie jedoch nicht mit Bier oder anderen kalorienreichen Getränken löschen sollten. Stillen Sie ihn mit Mineralwasser oder Obstsäften. Auch reines Zitronenwasser – möglichst ohne Süßstoff – ist erlaubt.

Da die verjüngende und fitmachende Prozedur auch mit einem Gewichtsverlust Hand in Hand gehen sollte, der durch das Schwitzen allein nicht erreicht werden kann, sollten Sie außerdem ein „grünes" Wochenende einlegen, an dem Sie sich auf Rohkost, Gemüse, Salate und Obst beschränken. Gehen Sie dabei verschwenderisch mit Brunnenkresse um, denn sie ist ein wirksames Blutreinigungsmittel. Außerdem sollten Sie für Ihre Salate reichlich Petersilie verwenden. Dieses Küchenkraut enthält mehr Vitamin C als Zitronen!

Wir empfehlen außerdem noch eine sehr wirksame Gymnastik, bei der Ihre Taille schön schlank bleibt:

Knien Sie sich auf den Boden, und setzen Sie sich dann abwechselnd erst rechts, dann links so dicht wie möglich neben Ihre Beine. Die Arme pendeln dabei in Schulterhöhe im Gegenschwung hin und her.

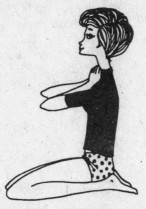

Ein Rezeptvorschlag für das „grüne" Wochenende
Fenchelsalat
Farbfoto auf Seite 36

2 Fenchelknollen,
2–3 feste Tomaten,
1 zerdrückte
Knoblauchzehe,
1 Zwiebel,
Saft einer Zitrone,
2 Eßl. Öl,
Salz, Pfeffer,
Süßstoff,
½ Kästchen
Kresse,
1 Teel.
Walnußkerne,
Petersilie

Die Fenchelknollen gut waschen, putzen und in feine Streifen schneiden. Die Tomaten waschen und vierteln. Die Knoblauchzehe zerdrücken, die Zwiebel möglichst fein würfeln. Beide Zutaten in eine Schüssel geben, dann mit Zitronensaft, Öl, Salz, Pfeffer und etwas Süßstoff zu einer pikanten Salatsauce verrühren.

Nun die Fenchelstreifen und die Tomatenviertel hineingeben und mit der Marinade vermengen. Dann den Salat mit der gut abgetropften Kresse und den gehackten Walnußkernen bestreuen.

Der Salat wird in einem Pokalglas angerichtet und zuletzt mit Petersilienästchen garniert. Das sieht sehr dekorativ aus und eignet sich auch für eine Party.

Die Häppchenkur –
ideal für Naschkatzen, die trotzdem abnehmen wollen

Hier handelt es sich um eine Schlankheitsdiät, die vielen Hausfrauen wie auf den Leib geschneidert ist, weil dabei ein Stückchen Käse zwischendurch und die kleinen Extras nicht verboten sind. Dabei braucht nicht gehungert zu werden, und man ist nicht gezwungen, sich ganz strikt an wenige, erlaubte Nahrungsmittel zu halten. Trotzdem nimmt man bis zu drei Pfund an einem einzigen Wochenende ab.

Das Geheimnis der Häppchenkur besteht darin, daß die erlaubte Zufuhr von 900 bis maximal 1200 Kalorien auf sechs kleine Mahlzeiten pro Tag verteilt wird. Auf diese Weise hat der Organismus immer etwas zu tun. Das gesamte Stoffwechselsystem kommt in Schwung, die Verdauung arbeitet auf Hochtouren, und der Körper verbrennt mehr Nährstoffe, als ihm zugeführt werden. Da diese Kur äußerst abwechslungsreich gestaltet werden kann, stellen sich auch keine Mangelerscheinungen ein.

Der folgende Ernährungsfahrplan dient lediglich als Anregung. Es ist jedoch erlaubt, das eine oder andere Nahrungsmittel durch einen Leckerbissen zu ersetzen, an dem einem besonders viel liegt. **Ein Salat ohne Öl oder Mayonnaise sollte jedoch nicht gerade durch ein Stück Sahnetorte ausgetauscht werden!**

Unser Vorschlag

1. Frühstück: 1 Scheibe Toast mit 2 Teel. kalorienverminderter Marmelade, dazu 3 Eßl. Hüttenkäse sowie ungesüßter schwarzer Kaffee oder Tee.

2. Frühstück: eine Tasse schwarzer Kaffee oder Tee, ½ Becher Magermilch.

Mittags: ein mit Tomaten, grünem Salat und einer Scheibe Käse belegtes Sandwich. Dazu Kaffee, Tee oder Magermilch.

Nachmittags: ein Glas Magermilch, nach Bedarf auch Kaffee oder Tee (natürlich wieder ohne Zucker und Sahne!), dazu ein mittelgroßer Keks.

Abends: eine Tasse klare Brühe, ein mit wenig Öl und Essig angemachter Salat, 100 g mageres Fleisch, Fisch oder Geflügel. Kaffee oder Tee.

22 Uhr: ein Apfel oder eine Birne, eine Scheibe Toast mit kalorienverminderter Marmelade, Kaffee, Tee oder Magermilch.

Nun noch ein Rezept zur Anregung
Garnierter Seefisch
Farbfoto auf Seite 35

150 g Goldbutt,
Salz,
1 Teel. Mehl
1 Teel. Butter,
1 Eßl.
Zitronensaft,
Zitronenscheiben,
einige gefüllte
Oliven,
125 g
Champignons a. d.
Dose,
125 g Tomaten

Den Fisch salzen, in Mehl wenden und mit der Butter in einer beschichteten Pfanne braten. Danach mit dem Zitronensaft beträufeln.

Inzwischen die Pilze und die Tomaten grillen.

Den Fisch mit Zitronenscheiben, geschnittenen Oliven und Petersilie garniert anrichten. Als Beilage gibt es 1 Scheibe Toast oder 3 gehäufte Eßl. Hüttenkäse.

So serviert hat das leckere Gericht nur 300 Kalorien.

Ihre Familie ißt diese Mahlzeit sicherlich begeistert mit, wenn es als Beilage einen schaumigen Kartoffelbrei oder einen bunten Frühkartoffelcocktail gibt.

Die Joghurtdiät

Falls Sie zu jenen Menschen gehören, die den Winterspeck dringend loswerden wollen, aber die meisten Schlankheitskuren nicht durchhalten, dann sollten Sie die Joghurtdiät probieren. Die Vorteile dieser Kur sind offensichtlich:

Da nur Joghurt erlaubt ist, läßt sich die Versuchung, von anderen Nahrungsmitteln auch nur ein Häppchen zu nehmen, gut vermeiden.

Joghurt kann auch leicht am Arbeitsplatz verzehrt werden. Diese Diät ist außerordentlich preiswert und bereitet keine Arbeit.

Er ist magenfreundlich und so mild, daß auch Menschen, die bei anderen Schlankheitskuren leicht Schwierigkeiten mit dem Magen bekommen, unbedenklich mitmachen können. Joghurt gibt es in vielen Geschmacksrichtungen.

Er enthält alle wichtigen Nährstoffe, die der Körper braucht: Spurenelemente und Vitamine, so daß sich während der Kur keine Mangelerscheinungen – wie Müdigkeit oder Nervosität – einstellen.

Bei konsequentem Einhalten garantiert die Joghurtdiät schließlich einen Gewichtsverlust von bis zu drei Pfund an einem einzigen Wochenende.

Ihr Speiseplan

ist denkbar einfach. Sie nehmen ausschließlich Joghurt zu sich. Dabei sind alle Geschmacksrichtungen erlaubt. Pro Becher sind das rund 120 Kalorien. Diese Menge dürfen Sie bis zu sechsmal täglich löffeln. Wichtig ist nur, daß Sie 900 Kalorien pro Tag nicht überschreiten.

Besser und wirkungsvoller ist es natürlich, wenn Sie sich auf 600 bis 720 Kalorien beschränken. Zu trinken gibt es während der Kur ungesüßten schwarzen Kaffee oder Tee, Mineralwasser und kalorienverminderte Saftgetränke. Amerikanische Wissenschaftler haben herausgefunden, daß Sie noch schneller und müheloser abnehmen, wenn Sie während der Kur möglichst viel Wasser trinken – am besten 8 Gläser pro Tag. Dann stellen sich keine Hungergefühle ein, und Schlacken sowie überflüssiges Fett werden rascher abgebaut. Sollte sich während der Diät eine Darmträgheit einstellen, dann sollten Sie – nach Rückfrage bei Ihrem Arzt – nur natürliche, auf pflanzlicher Basis hergestellte Abführmittel benutzen. Das wird jedoch nicht nötig sein, wenn Sie morgens gleich nach dem Aufstehen und vor dem Frühstück langsam ein großes Glas lauwarmes Wasser trinken. Das belebt den Stoffwechsel, regt die Verdauung an und spült die Leber gründlich durch.

Atemgymnastik für den Kreislauf

Morgens bei offenem Fenster auf den Boden legen, die Füße nahe zum Becken ziehen. Bauch- und Beckenmuskeln anspannen und die Sitzfläche anheben – ausatmen! Das Becken senken und entspannen – einatmen! Diese Übung 10mal wiederholen.

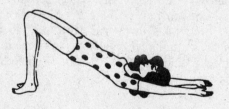

Entgiftung des Körpers durch Wickel

Wenn Ihnen die Frühjahrsmüdigkeit zu schaffen macht, wenn Sie sich matt und antriebslos fühlen, dann sollten Sie Ihren Körper entgiften und entschlacken. Benutzen Sie das Wochenende dazu, dann werden Sie sich am Montag schöner, gesünder, ausgeruhter und unternehmungslustiger fühlen.

Beginnen Sie die Wickelkur mit einer Stoffwechselanregung. Dazu wringen Sie ein nasses Leinentuch so fest aus, daß es sich nur noch feucht anfühlt. Legen Sie sich das Tuch möglichst glatt und faltenfrei um den ganzen Körper. Darüber wird ein trockenes Leinentuch geschlagen, das wiederum durch ein Flanelltuch oder eine Decke abgedeckt werden muß.

Lassen Sie die Wickel bis zu zwei Stunden einwirken. Während dieser Zeit werden Sie höchstwahrscheinlich einschlummern. Wenn Sie wieder aufwachen, werden Sie sich sicherlich einen Moment lang wie benommen fühlen. Das gehört dazu und geht innerhalb von Sekunden vorüber. Gleich danach kommen Ihr Kreislauf und Ihr gesamter Stoffwechsel kräftig in Schwung. Eine spürbare Erquickung und neue Energien werden deutlich. Sie fühlen sich, als könnten Sie Bäume ausreißen.

Einen Teil des Sonntags reservieren Sie für einen Lendenwickel. Tauchen Sie dazu ein feuchtes Tuch in einen warmen Heublumensud und wickeln Sie es nach gründlichem Auswringen so um den Leib, daß es den Magen gerade noch bedeckt. Unten sollte es bis zur Mitte der Oberschenkel reichen. Darüber kommen wieder das trockene Leinentuch und die Decke. Diesen Wickel lassen Sie eineinhalb Stunden in ruhiger, entspannter Lage einwirken.

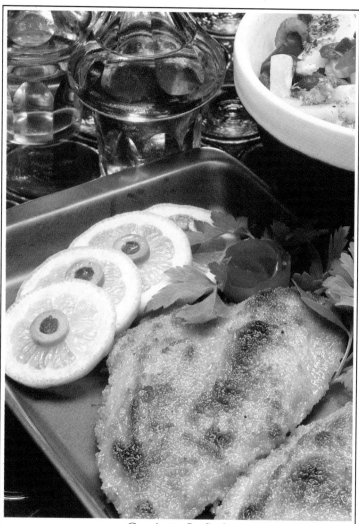

Garnierter Seefisch
Rezept auf Seite 31

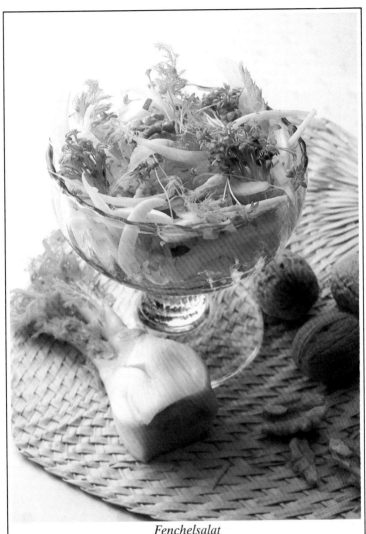

Fenchelsalat
Rezept auf Seite 28

Das Resultat: Darmgifte werden abgeleitet, Krämpfe lösen sich und chronische Verstopfung wird abgebaut. Nach dieser Entgiftungskur sollten Sie 24 Stunden lang nicht baden, denn so lange wirken die entgiftenden Substanzen der Heublumen noch nach.

Die Vorteile der Wickelkur: Wickel gehören zu den bewährten Naturheilmöglichkeiten, die den Organismus nicht durch schädliche Fremd- und Giftstoffe belasten. Sie entgiften den Organismus auf schonende Weise, stabilisieren die Wärmeregulierung des Körpers, machen das gesamte Stoffwechselsystem mobil und sind ein ausgezeichnetes Mittel gegen die Frühjahrsmüdigkeit.

Um die Wirkung Ihres Schönheitswochenendes noch zu verbessern, sollten Sie gleichzeitig ein bis zwei Pfund abnehmen. Probieren Sie doch einmal die pikante Sülze, die nur 300 Kalorien hat und die Sie nachstehend finden.

Frühlings-Sülze

1 Teel. Gelatine,
1 hartes Ei,
1 Tasse gekochte
Möhren,
1 Tasse
Spargelstücke,
Senfgurke,
Roastbeefstreifen

Die Gelatine nach Vorschrift auflösen und eine mit Wasser ausgeschwenkte Schüssel zentimeterdick ausgießen. Schichtweise die Eischeiben, die Möhren und die Spargelstücke einfüllen. Mit geschnittener Senfgurke und Roastbeefstreifen die Sülzeinlagen auffüllen. Die erstarrte Sülze auf Salatblättern servieren und eine Scheibe hauchdünn gebuttertes Vollkornbrot dazu reichen. Für die Familie gibt es knusprige Bratkartoffeln dazu.

Die Kartoffeldiät

Kartoffeln können richtige Schlankmacher sein, wenn auf kalorienreiche Saucen und Fett verzichtet wird. Essen Sie sich doch einmal ein Wochenende lang an dieser Diät schlank, bei der all das erlaubt ist, was Sie sich bisher immer versagt haben!

Die Vorteile dieser Kur:

Sie ist außerordentlich preiswert und erfordert nur ein Minimum an Zeitaufwand. Zudem enthalten Kartoffeln sehr viel Kalium, wodurch der Körper entwässert und entschlackt wird. Sie sind reich an Vitamin C und stärken die körperliche Abwehr gegen Infektionen aller Art. Man sollte sie jedoch immer mit der Schale kochen, da diese ein wichtiger Vitaminträger ist. Die Kartoffeldiät entlastet schließlich Ihr Herz, kurbelt den Kreislauf an und sorgt für einen rosigen Teint.

Bei dieser Diät gibt es nur wenige Dinge, die Sie beachten müssen: Vermeiden Sie alle anderen Nahrungsmittel, und verzichten Sie auf Alkohol. Schränken Sie auch Ihren Zigarettenkonsum drastisch ein, denn Nikotin ist gefäßverengend und beeinträchtigt die entwässernde Wirkung der Kartoffeln.

Pro Tag dürfen Sie – verteilt auf sechs Portionen – ein Kilogramm Kartoffeln zu sich nehmen. Kochen, braten oder backen Sie diese in Aluminiumfolie. Wenn Sie glauben, davon allein nicht satt zu werden, dürfen Sie reichlich Mineralwasser trinken und sich hin und wieder Magerjoghurt, Magerquark sowie zweimal am Tag einen halben Liter Buttermilch genehmigen.

Keine Angst – Sie werden trotzdem abnehmen, vor allem dann, wenn Ihr Übergewicht weitgehend auf Wasseransammlungen im Körper beruht. Dann kann der Gewichtsverlust nach nur drei Tagen immerhin bis zu vier Pfund betragen.

Hier ein Speisefahrplan als Anregung:

Morgens gibt es 200 g aus gekochten Kartoffeln und wenig Magermilch zubereitetes Püree, dazu schwarzen, nur künstlich gesüßten Kaffee oder Tee.

Mittags können Sie sich Pellkartoffeln oder Salzkartoffeln zubereiten, wobei Sie allerdings mit dem Salz sparsam umgehen sollten, denn dieses Gewürz bindet das Wasser im Körper.

Abends wickeln Sie Ihre Kartoffeln in Aluminiumfolie und grillen sie entweder auf dem Rost im Garten oder aber bei 200 Grad im Backofen gar. Dazu bereiten Sie sich eine Marinade aus Joghurt.

Die passende Schlankheitsgymnastik

Sie vermeiden Fettansammlungen an den Oberschenkeln, wenn Sie sich seitlich auf einen möglichst harten Teppich legen und in dieser Position auf jeder Seite drei Minuten lang radfahren.

Unser Rezeptvorschlag
Pellkartoffeln mit Kräuterquark

125 g neue, mittelgroße Kartoffeln, Salz, 100 g Magerquark, 2 Eßl. Milch, Petersilie, Schnittlauch, Dill, Knoblauchpulver, Salbei, schwarz. Pfeffer, Curry

Die Kartoffeln gründlich waschen und in leicht gesalzenem Wasser mit der Schale kochen (die Schale mitessen, um den Vitaminverlust zu vermeiden). Den Quark mit der Milch mit einem elektrischen Handrührgerät verrühren, bis er eine cremige Beschaffenheit hat. Zuletzt würzen Sie großzügig mit kleingehackter Petersilie, mit Schnittlauch, Dill, Knoblauchpulver, schwarzem Pfeffer, Salbei und einem Hauch von Curry.

Diese Mahlzeit ist schnell zubereitet, schmeckt gut, macht satt und hat nur 300 Kalorien. Wenn Sie Ihrer Familie das gleiche Essen vorsetzen möchten, sollten Sie noch Salzheringe oder ein gebratenes Fischfilet dazu reichen.

Noch ein Tip

Sie sparen Kalorien, wenn Sie bei Rezepten, die mit saurer Sahne zubereitet werden, diese durch Magerjoghurt ersetzen. Der Geschmack wird dadurch kaum verändert. Unter Brotbelag und Aufstrich können Sie statt Butter einen wenig geschmacksintensiven fettarmen Schmelzkäse verwenden.

Heilfasten – damit Sie sich im Frühling sehen lassen können

Es gibt Menschen, bei denen Schlankheitskuren schon deshalb keinen Erfolg bringen, weil zwischendurch Leckereien erlaubt sind, von denen zu große Portionen genossen werden. Dieses Dilemma ergibt sich gar nicht erst, wenn Sie sich ein Wochenende lang einer Heilfastenkur verschreiben, die nicht nur Ihrer schlanken Linie, sondern auch Ihrem gesamten Organismus zugute kommt.

Stoffwechselstörungen sind längst zu einer Zivilisationskrankheit geworden. Sie beruhen entweder auf einer Verlangsamung, Beschleunigung oder qualitativen Veränderung der Art und Weise, wie unser Organismus die Nährstoffe aufnimmt und umwandelt und wie Zerfall, Ersatz, Stoffabgabe sowie die Erneuerung der Körperbestandteile vor sich gehen. Stoffwechselerkrankungen beeinträchtigen nicht nur das gesamte Wohlbefinden, sondern sie können sich auch durch Gallen-, Magen- oder Leberbeschwerden, durch Abgeschlagenheit, Antriebsschwäche und Kopfschmerzen bemerkbar machen. **Heilfasten** kann diese Fehlsteuerung beheben, denn dabei muß der Körper seine Energien nicht für die Verdauungs- und Stoffwechselvorgänge verbrauchen, sondern er kann sie vollkommen dazu verwenden, vorhandene Störungen zu beseitigen.

Gezieltes Heilfasten können Sie in einem Diät-Sanatorium durchführen. Die gleichen Effekte lassen sich – verbunden mit einer Gewichtsabnahme von bis zu fünf Pfund innerhalb von drei Tagen erzielen, wenn Sie ein Wochenende lang keinerlei feste Nahrung zu sich nehmen. Dazu gehört ein eiserner Wille, aber Sie sollten sich vor Augen halten, daß Sie am Montag nicht nur erleichtert, sondern auch gesünder und aktiver als sonst sein werden.

Erlaubt sind beim Heilfasten nur verschiedene Kräutertees, Schlankheitssuppen und kalorienarme oder -freie Getränke wie Mineralwasser oder schwarzer Kaffee. Ihren Kräutertee sollten Sie je nach Art Ihrer Beschwerden auswählen – Melissentee bei Darmstörungen und Wermuttee bei Magenbeschwerden.

Was Sie besonders beachten sollten: Beim Heilfasten kann sich ein unangenehmer Belag auf den Zähnen bilden, der mitunter auch mit Mundgeruch verbunden ist. Putzen Sie sich deshalb einige Tage lang die Zähne mit einer Messerspitze Natron und kauen Sie zwischendurch einmal an einem Petersilienblatt. Das erfrischt den Atem.

Zusätzlich zur Heilfastenkur empfehlen wir eine Gymnastik, die Ihre Beine wohltuend entspannt.

Dazu legen Sie sich auf den Rücken, schwingen die Beine zur Kerze hoch, stützen das Kreuz mit den Händen ab und schütteln die Beine in dieser Stellung gründlich aus.

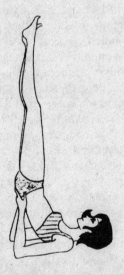

Ein Rezeptvorschlag zur Heilfastenkur
Pikante Spinatsuppe

1 Tasse gegarter Spinat,
¼ l Hühnerbrühe (Würfel),
½ Zwiebel,
1 Teel. Butter,
Salz,
Muskatnuß,
frische Kräuter,
Parmesankäse

Den Spinat mit der Würfelbrühe im Mixer oder mit dem Handrührgerät gründlich vermischen und die Flüssigkeit erhitzen.

Inzwischen die gehackte Zwiebel in der Butter andünsten lassen und in die Suppe geben. Mit Salz, Muskatnuß und frischen Kräutern abschmecken.

Die fertige Suppe anschließend in eine feuerfeste Schale füllen und mit einem Teel. geriebenem Parmesankäse bestreuen.

Im vorgeheizten Backofen bei ca. 200 Grad 5 Min. überbacken.

Ihre Familie wird diese pikante Suppe, die ohne Beilage nur 200 Kalorien hat, gern mitessen, wenn es für sie Toastbrot, reichlich mit Butter bestrichen, dazu gibt.

Entwässerung mit Porreesaft

Wasseransammlungen im Gewebe, zu denen vor allem Frauen neigen, können nicht nur zu Unlustgefühlen führen, sobald Sie auf die Waage steigen, sondern sie verschlechtern auch das gesamte Allgemeinbefinden. Sind Beine, Fesseln, Finger und Gesicht regelmäßig geschwollen, dann sollten Sie sofort einen Arzt aufsuchen und sich gründlich auf Herz und Nieren prüfen lassen. Sind diese Organe aber in Ordnung, können Sie mit einer gezielten, natürlichen und schonenden Entwässerung Ihres Körpers beginnen. Das Zaubermittel heißt Porreesaft!

Porreesaft regt die Nieren zu Hochbetrieb an. Der Körper wird dadurch so gründlich gereinigt und entwässert, daß Sie sich während der dreitägigen Kurzkur keine körperlichen Anstrengungen zumuten sollten. Deshalb ist diese Kur auch besonders gut für ein faules Wochenende geeignet.

Machen Sie einen einstündigen Mittagsschlaf, gehen Sie viel spazieren, ohne in einen Dauerlauf zu verfallen, und meiden Sie sportliche Aktivitäten, die Körper und Kreislauf während dieser Zeit unnötig belasten.

Wenn Ihr Körpergewicht tatsächlich weitgehend auf Wasseransammlungen beruht, dann können Sie innerhalb eines dreitägigen Wochenendes bis zu fünf Pfund verlieren.

Voraussetzung dafür ist natürlich, daß Sie den folgenden Diätfahrplan genau beachten!

Morgens essen Sie ein hartgekochtes Ei, dazu 25 g fettarmen Käse und 25 g mageres Fleisch. Zu trinken gibt es ¼ l Wasser, der zu einem Viertel mit frischgepreßtem Lauchsaft vermischt ist.

Mittags ernähren Sie sich ähnlich spartanisch. 50 g fettarmen Käse und 50 g mageres Fleisch dürfen Sie zu sich nehmen. Trinken Sie nun ½ Liter des mit Porreesaft angereicherten Wassers.

Abends beschränken Sie sich wiederum auf 50 g Käse und die gleiche Menge Fleisch. Dazu ist wieder ein hartgekochtes Ei erlaubt. Auch den halben Liter verdünnten Lauchsaft dürfen Sie nicht vergessen!

Diese Kurz-Diät, die eine gehörige Portion Willensstärke verlangt, ist **für Menschen mit einem sehr empfindlichen Magen allerdings nicht geeignet!** Das Ernährungsprogramm wird übrigens bekömmlicher und magenfreundlicher, wenn Sie sich für die Mahlzeiten viel Zeit nehmen und den Lauchsaft sehr langsam und schluckweise trinken. Wenn es unbedingt sein muß, dürfen Sie zwischendurch auch ungesüßten Kaffee oder Tee genießen, jedoch in begrenzter Menge.

Die passende Schlankheitsgymnastik

Sie entwässern und entstauen Ihre Beine noch zusätzlich, wenn Sie sich auf den Rücken legen und mit den Beinen in der Luft mit großen, kreisenden Bewegungen radfahren.

Unser Rezeptvorschlag für die ganze Familie
Lauchtopf

Farbfoto auf Seite 53

8 Stangen Lauch,
25 g Butter,
1 gehackte
Zwiebel,
30 g Mehl,
¾ l Gemüsebrühe,
12 Eßl. Glücksklee
instant Mager-
milchpulver,
100 g geriebener
Gouda,
250 g magerer
Schinken
(gekocht),
Salz, Pfeffer,
Muskat,
Zucker,
1 Eigelb,
einige Tropfen
Zitronensaft

Den Lauch putzen, in ca. 6 cm lange Stücke schneiden, gut waschen. ¾ l Salzwasser zum Kochen bringen. Den Lauch etwa 15 Min. darin garen lassen. Zum Abtropfen auf ein Sieb geben.

Die Butter in einer Pfanne zerlassen und die gehackte Zwiebel darin glasig dünsten. Das Mehl einrühren, kurz anschmoren und mit der Gemüsebrühe auffüllen. 5 Min. sprudelnd kochen lassen. Danach das Magermilchpulver, den geriebenen Käse und den inzwischen gewürfelten Schinken unterrühren. Die Sauce mit den Gewürzen abschmecken.

Die Lauchstücke einlegen, alles noch einmal erhitzen, mit dem Eigelb legieren, mit Zitronensaft und Zucker verfeinern. Zu dem Gemüse kann man Salzkartoffeln servieren.

Für die Diät eignet sich gekochter Reis besser!

Die Spargeldiät

„Spargel" lautet der Geheimtip, an den Sie sich ein Wochen-ende lang halten sollten, um am Montagmorgen um glatte drei Pfund erleichtert zu sein.

Spargel schmeckt köstlich, hat einen sehr geringen Kalo-rienanteil, ist reich an Ballaststoffen, welche die Darmtätig-keit anregen, und entwässert das Gewebe.

Erlaubt sind während der Spargelkur alle Magermilchpro-dukte, Salat, Gurken, Paprika, Radieschen und alle grünen Gemüsesorten.

Verboten sind in dieser Zeit alle Süßigkeiten, Alkohol und Vollmilchprodukte.

Morgens beginnen Sie mit einer leckeren Spargelsuppe, die Sie aus 100 g Dosenspargel, je zwei Eßl. Erbsen und Boh-nen, Würfelbrühe, einem Ei und gehackten Kräutern zube-reiten. Dazu gibt es ungesüßten Tee oder Kaffee.

Mittags ist ein halbes bis ein ganzes Pfund Stangenspargel erlaubt, den Sie am besten fettfrei dünsten und kochen. Ein bunter Salat mit einer pikanten Marinade aus Joghurt ergänzt die Mahlzeit. Trinken Sie Buttermilch, ungesüßten Kaffee oder Tee dazu.

Abends ernähren Sie sich ähnlich wie am Mittag. Statt des Salats können Sie sich auch eine Rohkostplatte aus Radies-chen, Gurken und grünem Paprika zubereiten.

Unser Rezeptvorschlag
Mailänder Spargelgericht

400 g Spargel, Salz, Zucker, 2 Eßl. Zitronensaft, 10 g Butter, 20 g Parmesankäse, je 1 Eßl. Petersilie und Schnittlauch, Suppenwürze, Pfeffer, 1 Scheibe Toast

Bereiten Sie den Spargel wie üblich vor. Geben Sie etwas Salz, eine Prise Zucker und 2 Eßl. Zitronensaft in das Wasser, und lassen Sie den Spargel ca. ½ Std. darin weichdünsten. Den Spargel vorsichtig herausnehmen, in Stücke teilen und mit einer Tasse Sud nochmals erhitzen. Nun die Butter und den geriebenen Käse unterheben. Das Gemüse von der Kochstelle nehmen und die Kräuter untermischen. Schmecken Sie die Sauce mit Zitronensaft, Suppenwürze und Pfeffer ab. Als Beilage ist eine Scheibe Toast erlaubt.
Ihrer Familie servieren Sie Schinken oder Kalbsfilet mit Kräuterkartoffeln dazu.
Ohne Beilagen 250 Kalorien!

Ein guter Tip

Wenn auch Sie zu den Menschen gehören, die beim Fernsehen einfach etwas knabbern müssen, dann stellen Sie sich doch einen Teller mit kleingeschnittenen Karotten, Radieschen und grünem Paprika hin.
Nur wenig Kalorien hat auch ein Getränk, das zu zwei Dritteln aus Mineralwasser und zu einem Drittel aus herbem Weißwein besteht.

Hier noch eine gute Schlankheits- gymnastik

Klemmen Sie sich einen Ball zwischen die Füße, und legen Sie sich mit ausgestreckten Armen auf den Rücken. Nun den Ball mit gestreckten Beinen hochschwingen und hinter dem Kopf damit den Boden berühren. Dann den Ball mit den Füßen in die Hände legen. Die Beine langsam nach vorn schwingen, den Oberkörper mit gestreckten Armen aufrichten und den Ball erneut zwischen die Füße legen. Diese Übung zehnmal wiederholen.

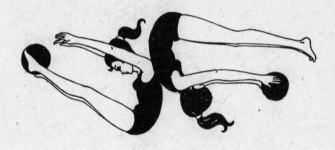

Sommer-Diäten

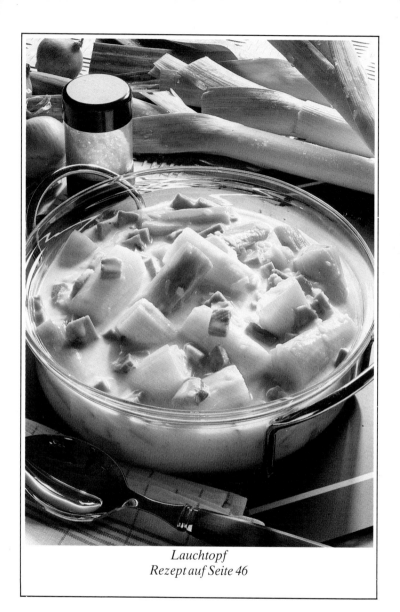

Lauchtopf
Rezept auf Seite 46

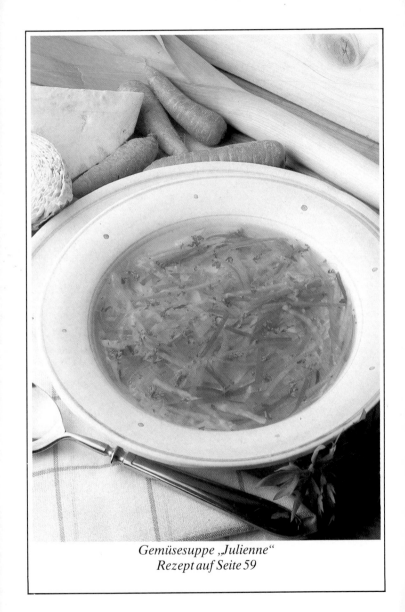

Gemüsesuppe „Julienne"
Rezept auf Seite 59

Ein Wochenende für Ihre Haut

An diesem Wochenende sollten Sie sich von Kopf bis Fuß auf Ihre Schönheit einstellen. Sind Ihre Haare und Fingernägel brüchig oder splitterig? Dann brauchen Sie dringend ein Öl- oder Zinnkraut-Wechselbad!

Tauchen Sie Haare, Finger- und Fußnägel an jedem Tag zehn Minuten lang erst in ein warmes Ölbad, anschließend genauso lange in einen Zinnkrautaufguß. Trinken Sie außerdem pro Tag mindestens drei Tassen Zinnkrauttee, denn er enthält sehr viel Kieselsäure, wodurch Haare und Nägel von innen heraus gestärkt werden.

Wenn Sie das dritte Lebensjahrzehnt bereits erreicht haben, dann brauchen auch Ihr Gesicht, Hals und Dekolleté regelmäßig die Wirkstoffe des Öles. Erhitzen Sie dazu Olivenöl im Wasserbad, bis es lauwarm ist. Tauchen Sie dann größere Wattebällchen hinein und legen Sie diese, nachdem Sie die Augenpartie mit feuchten Wattebäuschen abgedeckt haben, auf die genannten Partien. So eingepackt sollten Sie sich bequem ausstrecken, die Beine hochlagern und 20 Min. lang entspannt ruhen. Anschließend wird die Haut mit in Holunderaufguß getränkten Tüchern gereinigt und erfrischt.

Da Ihre Montagsschönheit aber auch von innen her kommen soll, ist es ratsam, eine ganze Woche lang täglich zwei bis drei Tassen Holunderblütentee zu trinken. Er regt die Durchblutung der Haut an und hilft Unreinheiten zu vertreiben.

Natürlich sollten Sie auch gleichzeitig etwas für Ihre Linie tun. Verzichten Sie also konsequent auf alle Süßigkeiten, welche die Linie und den Teint verderben.

Vermeiden Sie Alkohol – wegen der vielen Kalorien und des hohen Zuckergehaltes.

Essen Sie so fettarm wie nur möglich, und seien Sie äußerst sparsam mit Salz.

Vermeiden Sie alle Gerichte, die zu Blähungen führen.

Bevorzugen Sie Vollkornprodukte. Essen Sie viel frisches Obst, und langen Sie bei Fleischgerichten nicht so kräftig zu.

Machen Sie vormittags und nachmittags einen ausgedehnten Spaziergang, ganz gleich, wie das Wetter ist. Am besten laufen Sie durch den Wald!

Unser kalorienarmer Rezeptvorschlag
Gemüse-Schinken-Risotto

1 Zwiebel,
1 Teel. Butter,
30 g Reis,
½ Tasse
Würfelbrühe,
1 Tomate,
½ eingelegte
Paprikaschote,
50 g magerer
gekochter
Schinken,
1 Eßl. Petersilie

Die Zwiebel reiben, einen Eßl. davon in der erhitzten Butter gelb anlaufen lassen. Den Reis darin kurz mitrösten. Die Würfelbrühe und die gleiche Menge Wasser zugießen, dann 10 Min. quellen lassen. Die enthäutete, in Scheiben geschnittene Tomate, die zerkleinerte Paprikaschote, den grob gehackten Schinken und die Petersilie untermischen. Langsam gardünsten. Dazu gibt es eine Schüssel grünen Salat mit Zitronensaft, etwas Öl und frischen Kräutern.

Schlankmachende Vitaminbomben = leckere, frische Obstsäfte

Eine ideale und der Gesundheit sehr zuträgliche Methode, während der heißen Sommermonate einmal gründlich abzuspecken, ist die Saftkur.

Zur Beachtung:

Bei dieser Schlankheitskur ist keinerlei feste Nahrung erlaubt.

Auf den Tag verteilt dürfen Sie acht große Gläser Saft trinken. Sie müssen jedoch darauf achten, ausschließlich zukkerfreie, naturreine Produkte zu nehmen. Bei Bedarf dürfen Sie die Säfte jedoch mit einem kalorienfreien Süßer verfeinern.

Frische Obst- und Gemüsesäfte sind die reinsten Vitaminbomben, die beleben, erfrischen, den Darm anregen, die Hautdurchblutung fördern und den Teint verbessern.

Wer es bei dieser Flüssigkeitsmenge schafft, täglich noch sechs große Gläser Wasser zu trinken, der nimmt noch schneller ab. Die Pfunde werden dann regelrecht fortgespült, und der Darm arbeitet auf Hochtouren.

Sollten sich große Hungergefühle einstellen, ist hin und wieder eine kleine Tasse fettarmer Bouillon erlaubt.

Die Saftkur kann unbedenklich sieben Tage und länger durchgehalten werden. Mangelerscheinungen stellen sich im allgemeinen nicht ein.

Wer sich ein Wochenende lang dieser Kur verschreibt, der wird am Montagmorgen einen Gewichtsverlust bis zu vier Pfund registrieren können.

Am besten und preiswertesten ist es natürlich, wenn Sie einen eigenen Saftbereiter oder eine Fruchtpresse haben. Sie können dann den Tag mit einem leckeren Vitamincocktail beginnen, den Sie aus drei reifen Orangen, einer Mandarine, einer halben Zitrone, einer halben Pampelmuse und Süßstoff herstellen.

Mittags trinken Sie entweder ein großes Glas gekühlten Gemüsesaft aus der Dose, oder Sie stellen diesen selbst wie folgt her: In den Entsafter kommen gedünstete grüne Bohnen, Sellerie, Blumenkohl, Karotten, Gurken, Radieschen und Tomaten. Das Ganze darf leicht mit Pfeffer, Zitrone, Curry und Paprika nachgewürzt werden.

Übrigens: Auch Spargel- und Erbsensaft sind, pikant gewürzt, erfrischende und wohlschmeckende Getränke.

Wer mehr von Obstsäften hält, sollte sich Pflaumen und Zwetschgen auspressen. Der daraus gewonnene Saft galt schon zu Großmutters Zeiten als ein bewährtes Hausmittel, einen trägen Darm auf Vordermann zu bringen!

Ein Tip für Sie

Wenn Sie im Sommer nicht nur baden, sondern auch richtig schwimmen – mit kräftigen Bewegungen und gründlicher Atemtechnik –, dann können Sie bei dieser Sportart, durch die fast alle Muskeln des Körpers belastet werden, innerhalb von einer halben Stunde bis zu 400 Kalorien verbrennen. Ähnlich ergiebig sind daneben nur Tennis, Waldlauf und Fahrradfahren.

Hier ein kalorienarmes Sonderrezept
Gemüsesuppe „Julienne"
Farbfoto auf Seite 54

150 g Möhren,
½ Sellerieknolle,
½ Stange Porree,
150 g Wirsing- oder
Weißkohl,
2 Tassen
Würfelbrühe,
Salz, Pfeffer,
½ Teel. Butter,
1 kleines Ei,
1 Teel. gehackte
Petersilie

Das Gemüse putzen, waschen und in etwa gleichlange feine Streifen schneiden.

Die Butter erhitzen, das Gemüse darin andünsten. Etwas Wasser hinzugießen, mit der Würfelbrühe zum Kochen bringen und garen lassen. Die Suppe mit Salz und Pfeffer abschmecken.

Nun das Ei mit der Petersilie verquirlen und in die kochende Suppe gießen. Für die Familie gibt es Toast oder Stangenbrot dazu. Ein leichtes Sommermahl, bestehend aus gegrilltem Fleisch oder Fisch, darf für diejenigen folgen, die nicht abnehmen müssen.

Zum Schluß noch eine Gymnastik

Auf den Rücken legen, die Arme locker neben dem Körper ausstrecken. Mit den Beinen und dem Oberkörper gleichzeitig hochkommen, dabei die Knie anziehen, ohne mit den Füßen den Boden zu berühren. Mit den Armen Balance halten. Die Beine wieder strecken und gleichzeitig mit dem Oberkörper langsam senken. Die Übung mehrmals wiederholen.

Die Beerenkur – auch für Kinder und Teenager geeignet!

Wenn Sie selbst Kinder haben, die zu Übergewicht neigen, dann wissen Sie, wie schwer es ist, sie dazu zu bewegen, sich mit dem Essen zurückzuhalten oder gezielt abzunehmen. Hinzu kommt, daß dem Organismus, der sich noch mitten in der Entwicklung befindet, keine drastische Diät zugemutet werden kann. **Ein Ausweg ist die Beerenkur,** die den Körper nicht belastet, und zur Gewichtsreduzierung beiträgt.

Babyspeck zwischen drei und dreizehn Jahren deutet fast immer darauf hin, daß aus diesen Kindern einmal übergewichtige Erwachsene werden, aber es wäre grundfalsch, Appetitzügler oder Schlankheitspillen einzusetzen! Was ist also zu tun?

Genau überwachen, was das Kind zu sich nimmt! Süßigkeiten und kalorienreiche Getränke ausschalten.

Da Fresser nicht geboren, sondern erzogen werden, ist es nicht immer leicht, die Eßgewohnheiten der Kinder umzustellen, aber je leckerer die Schlankheitsmahlzeiten sind, die man ihnen vorsetzt, desto größer wird der Erfolg sein. Dafür bietet sich die Beerenkur förmlich an.

Zur Beachtung: Erwachsene dürfen diese Kur bis zu maximal 10 Tagen durchhalten und können an einem einzigen Wochenende drei bis vier Pfund verlieren, wenn sie stark übergewichtig sind.

Für Kinder und Teenager bedeutet die Kur lediglich eine Ergänzung zur normalen, ausgewogenen Kost. Am besten sollte man die Abendmahlzeit durch eine Schüssel frischer Beeren mit Magermilch oder Magerjoghurt ersetzen. Das verdaut sich leicht, fördert den Schlaf und führt zu einer stetigen, meist bleibenden Gewichtsabnahme.

Hier der Speisefahrplan für Sie selbst:

Morgens gibt es eine Schüssel mit frischen Erdbeeren, künstlich gesüßt, dazu Milch oder Magerjoghurt. Schwarzer, ungesüßter Kaffee oder Tee sind ebenfalls erlaubt.

Mittags ersetzen Sie die Erdbeeren durch Blau-, Brom-, Stachel- oder Johannisbeeren. Das bleibt ganz Ihrem Geschmack überlassen.

Abends nehmen Sie statt Joghurt mit Milch verdünnten Magerquark, den Sie mit einer beliebigen Beerensorte mischen.

Bleiben Sie jedoch unter 800 Kalorien täglich!

1 Tasse Blaubeeren	= 85 Kal
1 Tasse Brombeeren	= 80 Kal
1 Tasse Weintrauben	= 85 Kal
1 Tasse Erdbeeren	= 70 Kal
1 Tasse Stachelbeeren	= 65 Kal
1 Tasse Johannisbeeren	= 60 Kal

Unser Tip

Bedenken Sie, ehe Sie Ihrem Kind Süßigkeiten kaufen, daß in einer einzigen Tüte Bonbons ebenso viele Kalorien stecken wie in einer gesunden, vitalstoffreichen Hauptmahlzeit. Da die meisten Kindergeburtstage in die reinsten Freßorgien ausarten, sollte es am Tag danach zu einer Mahlzeit nur Fruchtjoghurt oder Magerquark geben!

Unser Rezeptvorschlag
Pfirsiche in Zitronenschnee

200 g reife
Pfirsiche,
flüssiger Süßstoff,
1 Eiweiß,
1 Eßl.
Zitronensaft,
1 Teel.
Puderzucker

Die Pfirsiche waschen, in dünne Scheiben schneiden, mit dem Süßstoff beträufeln und durchziehen lassen. Nun ein paar Tropfen Zitronensaft hinzugeben.

Das Eiweiß mit dem restlichen Zitronensaft und dem Puderzucker steifschlagen und darübergeben.

Man kann das Dessert, das nur 200 Kalorien hat, in einer feuerfesten Schale bei schwacher Hitze ca. 10 Min. überbacken oder gekühlt genießen.

Nun noch eine Gymnastik

Stehen Sie mit rechtwinklig vorgebeugtem Oberkörper und leicht gespreizten Beinen, und legen Sie die Hände auf die Hüften. Nun den Oberkörper langsam so weit wie möglich nach hinten biegen. Der Kopf bleibt jedoch gerade (nicht die Schilddrüse herausdrücken!).

Die Suppendiät

Hierbei handelt es sich um eine Schlankheitskur, die es zwar geschmacklich, jedoch nicht kalorienmäßig in sich hat. Da dem Körper nur flüssige Nahrung zugeführt wird, geht das Abnehmen besonders schnell. Bis zu dreieinhalb Pfund können Sie an einem einzigen Wochenende abnehmen, wenn Sie die folgenden Richtlinien beachten:

Suppen, richtig und lecker zubereitet, schmecken nicht nur gut, sondern sie enthalten auch alle für den Organismus wichtigen Nährstoffe. Diese Diät kann beliebig lange durchgehalten werden.

Diese Kur bereitet kaum zusätzliche Arbeit, und die Familie kann durchaus mitessen. Es empfiehlt sich, größere Portionen zuzubereiten und einen Teil einzufrieren. Das spart Zeit und Energie!

Viele Magenkranke schwören auf Suppen, da diese die empfindlichen Magenschleimhäute nicht angreifen und keine Magenbeschwerden verursachen.

Viele Fertigsuppen, die in allen Lebensmittelgeschäften zu haben sind, sind bereits kalorienvermindert und können daher bedenkenlos in den Speisefahrplan aufgenommen werden.

Bei der Zubereitung von Suppen sind der Phantasie der Köchin keine Grenzen gesetzt. Beim Würzen sollte allerdings sparsam mit Salz umgegangen werden.

Während der warmen Jahreszeit können Sie auch den Reiz von schlankmachenden Kaltschalen entdecken.

Ihr Ernährungsfahrplan

Morgens bereiten Sie sich einen Tomatensuppen-Cocktail aus einem halben Becher Joghurt, den Sie mit der gleichen Menge frisch ausgepreßtem Tomatensaft gut vermischen. Dann würzen Sie pikant mit Curry, Pfeffer und frisch gehackter Petersilie (100 Kal).

Mittags empfiehlt sich – vor allem an heißen Tagen – eine Pariser Salatsuppe, die aus zartem Kopfsalat, Würfelbrühe, geriebenem Käse, Kerbel, Weißwein und saurer Sahne zubereitet wird.

Abends schmeckt eine Ochsenschwanz- oder Schildkröten-suppe, aber auch eine sättigende Kartoffel-, Champignon-oder Spargelsuppe.

Ihr Magen knurrt nie, wenn Sie statt drei größerer Mahlzeiten pro Tag sechs kleinere zu sich nehmen. Wichtig ist nur, daß Sie auf keinen Fall 1000 Kalorien überschreiten.

Ein heißer Tip

Ernährungswissenschaftler raten, daß Sie jeden Morgen – vor dem Anziehen und Frühstücken – Ihr Gewicht kontrollieren. Zeigt die Waage mehr als drei Pfund des Gewichts, das Sie tatsächlich haben wollen, dann muß diese Tatsache als dringender Grund gewertet werden, wenigstens ein Wochenende lang eine strikte Diät einzuhalten.

Schonkost darf kein Dickmacher sein!

Viele Übergewichtige entschuldigen sich damit, daß sie aus gesundheitlichen Gründen eine Schonkostdiät einhalten müssen, die kein Abnehmen erlaube. Das ist jedoch nicht wahr! Auch als Magenempfindlicher oder Magenkranker kann man sich so ernähren, daß die Linie nicht darunter leidet. Man sollte dazu **folgende Grundregeln beachten:**
Vermeiden Sie unregelmäßige Mahlzeiten und schlechtes, hastiges Kauen.
Nehmen Sie keine zu heißen und keine zu kalten Speisen zu sich.
Meiden Sie fettreiche Speisen, denn der Magen verdaut Eiweiß und Stärke – aber kein Fett.
Streichen Sie Alkohol, Nikotin und Koffein. Sie rufen eine Übersäuerung des Magens hervor.
Meiden Sie – soweit möglich – seelischen Streß, und nehmen Sie sich für Ihre Mahlzeiten genügend Zeit. Nehmen Sie täglich fünf Mahlzeiten zu sich, ohne dadurch die Kalorienzufuhr zu erhöhen.
Meiden Sie Zucker, Süßigkeiten, Süßspeisen und scharfe Gewürze.
Achten Sie auf eine ausgewogene Ernährung, in der alle Grundnährstoffe in ausreichender Menge enthalten sind: mageres Fleisch, Fisch, Ei, einige Gemüse- und Obstsorten, Milch, Butter und Käse.

Wichtig bei einer magenschonenden und gewichtsreduzierenden Diät:

Beginnen Sie den Tag mit reizarmer Kost. Es eignen sich zarte Breie, Toasthäppchen und Müslis.

Frühstück: Bereiten Sie aus 8 g Haferflocken, 2 Eßl. Wasser oder Mineralwasser, 2–3 Eßl. Magerjoghurt und 150 g Beeren (Erd-, Brom-, Johannis- oder Blaubeeren) ein leckeres, schonendes Müsli, das nur 200 Kalorien hat.

Mittags gibt es 150 bis 200 g mageres, gegrilltes Fleisch oder die gleiche Menge Fisch. Dazu 100 g gedünstetes Gemüse und eine Schüssel Salat, angemacht mit Zitronensaft oder Joghurtmarinade. Das sind zwischen 250 und 350 Kal.

Abends können Sie sich wie am Mittag ernähren, aber auch zwei Knäckebrotscheiben mit Kräuterquark bestreichen und dazu einen Tomatensalat genießen.

Wenn Sie diese Ernährungsrichtlinien einhalten und ein Wochenende lang nur Mineralwasser, milden, ungesüßten Tee, Magermilch oder Obstsäfte trinken, werden Sie am Montagmorgen um zwei bis zweieinhalb Pfund erleichtert sein und sich darüber hinaus noch topfit fühlen.

Zusätzlich empfehlen wir eine Gymnastik

Für Kreislauf, Figur und Elastizität sollten Sie im Stand mit geschlossenen Beinen die Arme hochstrecken, sie im Tiefschwung weit nach hinten schleudern, dabei leicht in die Knie gehen und ausatmen. Dann den Rücken rund machen und im Gegenschwung wieder zur Streckung kommen. Dabei einatmen. Die Übung mehrmals wiederholen!

Leichtes Hühnerfrikassee

Farbfoto auf Seite 71

(für 4 Personen)

1 Poularde (1 kg),
¾ l Wasser,
1 Teel. Instant-
Brühe,
1 B. Suppengrün,
1 Zwiebel,
1 Lorbeerblatt,
6 Pfefferkörner,
1 Teel. Salz
10 g Butter,
1 gehackte
Zwiebel,
200 g frische
Champignons,
20 g Mehl,
½ Teel.
Currypulver,
½ l Hühnerbrühe,
1 kleine Dose
Spargelspitzen,
150 g Erbsen
(tiefgefroren),
5 Eßl. Glücksklee
instant
Magermilch-
pulver,
Salz, Pfeffer,
1 Eigelb

Die Poularde waschen, mit Instant-Brühe, geputztem Suppengrün, Zwiebel und den Gewürzen zum Kochen bringen und ca. 40 Minuten zugedeckt garen lassen.

Für die Sauce die Butter in einer großen Pfanne zerlassen und die Zwiebel darin glasig dünsten. Die Champignons waschen, in Scheiben schneiden und zu der Zwiebel geben. Andünsten, dann Mehl und Currypulver hinzufügen und anschmoren. Unter Rühren die durchgesiebte Hühnerbrühe zufüllen. Alles zum Kochen bringen, 5 Min. durchkochen lassen. Die Spargelspitzen und die Erbsen hinzufügen und 3–5 Min. kochen lassen. Danach das Glücksklee-Magermilchpulver einrühren. Die gehäutete, in Stücke geschnittene Poularde dazugeben. Kurz erhitzen, mit den Gewürzen abschmecken und mit dem Eigelb legieren. Die Möhre aus der Brühe würfeln und als Farbtupfer über das Frikassee streuen.

Die Pilotendiät

Als Dr. Paul W. Musgrove seine „spezielle Abmagerungskur für die US-Piloten" veröffentlichte, galt diese Methode bald als Diätrevolution. Seine Behauptung, daß starkes Übergewicht in manchen Fällen mit für Flugzeugunglücke verantwortlich gemacht werden müsse, fand damals starke Beachtung. Heute weiß man längst, daß diese Diät keineswegs auf einen bestimmten Berufszweig begrenzt werden muß.

Die Vorteile dieser Diät: Bei dieser Schlankheitskur sind pro Tag nur 350 Kalorien erlaubt.

Da die Ernährung trotz der geringen Kalorienzahl ausgewogen ist, kann diese Diät auch über einen längeren Zeitraum durchgehalten werden. Mangelerscheinungen wie Nervosität und große Ermüdung treten nicht auf.

Die Pilotendiät ist auch für Menschen mit einem empfindlichen Magen geeignet.

Da man durch diese Diät schon innerhalb der ersten drei Tage vier bis sechs Pfund abnehmen kann, ist die Ermutigung groß, noch eine Weile weiterzumachen. Nach den ersten drei Tagen kann man durch die Schlankheitskur immer noch ein halbes Pfund pro Tag verlieren.

Die Gymnastik am Morgen

Ihre Beine bleiben formschön, wenn Sie jeden Tag zwei Minuten lang zum Takt flotter Musik abwechselnd mit dem rechten und linken Bein auf einen stabilen Stuhl steigen und wieder herunterklettern. Dabei kommt außerdem Ihr Kreislauf in Schwung.

Und hier Ihr Speisefahrplan

Frühstück: 1 hartgekochtes Ei (80 Kal) und ein großes Glas Magermilch (90 Kal). Nach Belieben darf dazu ungesüßter, schwarzer Kaffee oder Tee getrunken werden.

Mittagessen: Eine mittelgroße Schüssel grüner Salat, mit Zitronensaft und vielen frischen Kräutern angemacht (12 Kal).

Abendessen: 100 g gegrilltes, gekochtes oder fettfrei gebratenes mageres Fleisch (160 Kal). Dazu gibt es wieder eine Schüssel Salat mit Zitronensaft und frischen Kräutern (12 Kal).

Bei dieser Ernährung nehmen Sie insgesamt pro Tag nur 354 Kalorien zu sich.

Wer starke Hungergefühle hat, darf zwischendurch beliebig oft Mineralwasser sowie kalorienverminderte Sprudelgetränke und schwarzen Kaffee oder Tee zu sich nehmen.

Der Tip für Sie

Wenn Sie künftig ganz genau kontrollieren wollen, was Sie Ihrem Körper durch die tägliche Nahrung an Kalorien zuführen, dann sollten Sie folgende Grundregeln kennen: Bei der Verbrennung im menschlichen auf Organismus entstehen aus

1 g Kohlehydrat	4,1 Kal;
1 g Fett	9,3 Kal;
1 g Eiweiß	4,1 Kal.

Französische Zwiebelsuppe
Farbfoto auf Seite 72

Wenn Sie die Pilotendiät drei Tage lang strengstens befolgt haben, können Sie das zu der Abendmahlzeit erlaubte Fleisch einmal durch eine französische Zwiebelsuppe ersetzen, die nur 150 Kalorien hat. Damit überschreiten Sie keineswegs die festgesetzten 350 Kalorien.

200 g Zwiebeln,
½ Teel. Butter,
Salz,
frischer Pfeffer,
½ Tasse Weißwein,
Rosmarin,
¼ l Würfelbrühe

Die Zwiebeln schälen und hacken. Die Butter in eine beschichtete Pfanne geben und die Zwiebeln unter ständigem Rühren darin andünsten. Mit Salz und Pfeffer bestreuen, mit dem Weißwein und der Brühe aufgießen und rund 20 Min. durchkochen (die Zwiebeln müssen butterweich sein). Den Rosmarin hinzugeben und die Suppe heiß servieren.

Die Familie darf geröstete Brotscheiben auf die Suppe geben, diese mit geriebenem Käse überstreuen und die Köstlichkeit portionsweise im vorgeheizten Ofen überbacken.

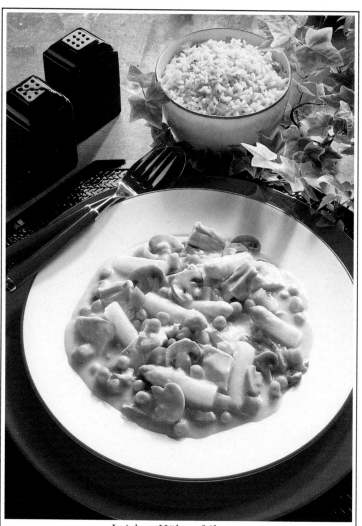

Leichtes Hühnerfrikassee
Rezept auf Seite 67

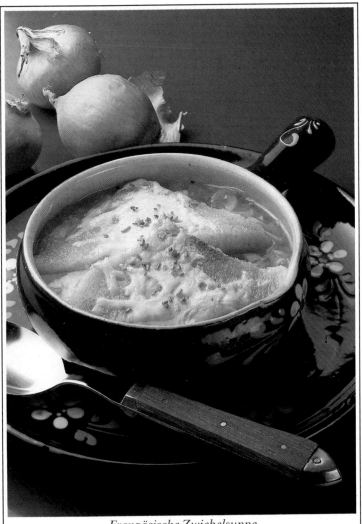

Französische Zwiebelsuppe
Rezept auf Seite 70

Ein vegetarisches Wochenende

Ein Zuviel an Fleisch fördert die Schlacken und Harnsäurebildung, kann Kreislaufschwächen begünstigen und den Blutdruck erhöhen. Deshalb hat ein Mensch, der nur wenig Fleisch ißt, eine geringere Neigung zu Arteriosklerose und zu Stoffwechselschäden.

Durch ein vegetarisches Wochenende können Sie einen großen Teil der mit erhöhtem Fleischgenuß verbundenen Gefahr wieder ausgleichen. Verdauungstrakt, Nieren, Kreislaufsystem und die gesamte Abwehranlage erhalten die Chance, sich zu kräftigen, zu regenerieren, Schlacken abzubauen und Energiereserven anzulegen.

Da während der vegetarischen Ernährung auch Giftstoffe ausgeschwemmt werden, blüht Ihre Haut auf, Ihre Verdauung wird angeregt.

Dabei brauchen Sie keineswegs zu hungern. Sie können sich an Rohkostsalaten, Gemüse, Quark, Obst und Vollkornbrot satt essen. Auf Süßigkeiten, Alkohol, Weißmehlprodukte, Teigwaren und Nikotin müssen Sie allerdings verzichten! Wenn Sie die Kur mit langen Spaziergängen oder anderen sportlichen Aktivitäten kombinieren, werden Sie zusätzlich durch einen Gewichtsverlust von bis zu zwei Pfund belohnt.

Ernährungsvorschläge:

Morgens ein zartes Omelett mit vielen frischen Kräutern.
Mittags einen knackig-frischen Salat mit Garnelen, Langusten oder Muscheln. Als Nachtisch reichlich frisches Obst oder Beeren in leichter Vanillesauce.
Abends eine Gemüsesuppe, belegte Vollkornbrote, Magerquark.

Unser Rezeptvorschlag
Salat Madrid

3 harte Eier,
je 1 eingelegte
und 1 frische
Paprikaschote,
3 Mandarinen,
1 Eßl. Oliven,
1 grüner Salat,
Salz, Pfeffer,
Salatgewürze,
Öl,
Essig,
Joghurt,
2 Knoblauchzehen

Die Eier in Scheiben schneiden, die Paprikaschoten zerkleinern. Die Mandarinen schälen und in Spalten teilen. Die grob gehackten Oliven und den kleingeschnittenen Salat hinzugeben. Alles mit Salz und Pfeffer vermischen. Nun aus den Gewürzen, Öl, Essig, Joghurt und den gepreßten Knoblauchzehen eine Marinade bereiten und über den Salat gießen. Den Salat sofort servieren.

Dieses Rezept ist für 6 Personen berechnet. Der Familie oder den Gästen kann man ein gegrilltes Pfeffersteak dazu servieren, wahlweise auch Stangenbrot.

Unser Tip

Wenn es Ihnen schwerfällt, die Diät konsequent durchzuhalten, dann sollten Sie sich am Wochenende auf Ihre Gesichtspflege konzentrieren. Machen Sie Gesichtspackungen, massieren Sie die Gesichtshaut und schminken Sie sich so sorgfältig, als gingen Sie zu einer großen Party. Das lenkt nicht nur vom Essen ab, sondern verstärkt noch Ihren Wunsch, attraktiv, also auch schlanker zu sein!

Die Sauerkrautkur

Wenn Sie zu jenen Menschen gehören, die trotz aller Anstrengungen die ideale Bikini- oder Badehosenfigur noch nicht erreicht haben, dann sollten Sie sich ein Wochenende lang der Sauerkrautdiät verschreiben. Damit erreichen Sie nicht nur eine Gewichtsabnahme, sondern Sie putzen damit auch gleichzeitig Ihren Darm gründlich durch.

Die Vorteile der Sauerkrautkur:

Sauerkraut enthält Milchsäure und viel Vitamin C, wodurch die Haut besser durchblutet wird. Es putzt Darmschlacken und Ballast hinweg und belebt durch die Milchsäure die überstrapazierten Darmschleimhäute.
Sauerkraut hat so wenig Kalorien, daß Sie innerhalb von nur drei Tagen bis zu vier Pfund abnehmen können, wenn Sie die Diät konsequent durchhalten!

1. Tag:
Sie dürfen nur rohes Sauerkraut essen. Die Menge bleibt Ihnen überlassen, denn ein Kilo Kraut hat nur 170 Kalorien. Damit bleiben Sie auf jeden Fall unter dem erlaubten Limit.

2. Tag:
Sie dürfen bereits künstlich gesüßten Tee oder schwarzen Kaffee trinken. Zum 2. Frühstück ist eine Scheibe Knäckebrot mit Magerquark und Schnittlauch erlaubt.

3. Tag:
Das Frühstück bleibt gleich und mittags gibt es zu einem Pfund Sauerkraut drei Eßlöffel Kartoffelbrei mit fettlos gedünsteten Zwiebelringen.

Abends gibt es außer einer großen Schüssel Sauerkrautsalat, der mit einer Zwiebel, einer sauren Gurke, Magerjoghurt und Zitrone angemacht wird, eine Tasse entfettete Bouillon. Darin verrührt man ein Eiweiß und ißt ein mit Magerquark und Schnittlauch belegtes Knäckebrot dazu.

Drei wertvolle Tips

1. Reiben Sie einen Apfel, und verrühren Sie das rohe Sauerkraut mit dem Apfelmus. Das macht den Geschmack milder und die Konsistenz runder.
2. Trinken Sie nach dem Aufwachen ein Glas lauwarmes Wasser in kleinen Schlucken. Ihr Darm wird dann – zusätzlich angeregt durch das Sauerkraut – auf Hochtouren arbeiten.
3. Unterstützen Sie die entschlackende Sauerkrautkur, indem Sie jeden Morgen fünf in Wasser aufgeweichte Wacholderbeeren verzehren.

Unser Rezeptvorschlag
Sauerkraut „Adlon" mit Weißwein

200 g Sauerkraut,
1 Zwiebel,
150 g
Ananaswürfel,
Salz, Pfeffer,
Lorbeerblatt,
½ Tasse Weißwein

Das Sauerkraut zerpflücken, die Zwiebel grob reiben und mit den Ananaswürfeln unter das Kraut mischen. Mit Salz, Pfeffer und Lorbeerblatt würzen und mit dem Wein bei geringer Hitze 15 Min. durchschmoren. Dazu gibt es 2 Eßl. Kartoffelbrei.

Ein Tip zur Schönheitspflege

Ihre Gesichtshaut wird noch rosiger und besser durchblutet, wenn Sie einen Waschlappen in heißes Wasser tauchen, dann auswringen und fest auf das Gesicht pressen. Während die feuchte Wärme einzieht, mindestens eine halbe Minute lang mit allen zehn Fingern auf den Waschlappen trommeln. Anschließend das Ganze noch einmal wiederholen, nachdem Sie den Lappen in **kaltes** Wasser getaucht haben. Dadurch erhält Ihr Gesicht eine kräftigende und belebende Wechselmassage.

Die passende Gymnastik für Sie

Einen Stab in beide Hände nehmen und waagerecht vor den Körper halten. Dann ohne zu wackeln mit dem rechten Bein über den Stab steigen und wieder zurück. Die Übung mit dem linken Bein wiederholen. Die Füße dürfen den Boden vorn nicht berühren!

Diät mit Fischen und Schalentieren

Wenn der Urlaub direkt vor der Tür steht und Sie am Strand eine gute Figur machen wollen, dann sollten Sie ein Wochenende lang eine Kur durchhalten, bei der nur Meeresfrüchte erlaubt sind. Voraussetzung für diese Diät ist natürlich, daß Sie Fische und Schalentiere mögen! Kaum ein anderes Nahrungsmittel eignet sich besser dazu, überflüssige Pfunde zu reduzieren, als Fisch. Magere Fischsorten haben so viel Eiweiß, daß der Körper mehr Kalorien verbrennt, als ihm zugefügt werden.

Das Grundprinzip dieser Schlankheitskur

Zu allen drei Mahlzeiten ernähren Sie sich ausschließlich von Fisch und Schalentieren. Sie essen dabei immer nur so viel, wie Sie gerade mögen, und immer nur dann, wenn Sie wirklich hungrig sind.

Sie trinken ausschließlich Mineralwasser, Wasser sowie ungesüßten Kaffee oder Tee.

Sie gehen beim Würzen sehr sparsam mit Salz und allen scharfen Zutaten um. Lediglich frische Kräuter dürfen Sie verschwenderisch benutzen.

Vermeiden Sie jegliches Fett.

Zwingen Sie Ihre Kinder nicht, an dieser Kur teilzunehmen, denn die meisten Jungen und Mädchen mögen Fisch noch nicht!

Morgens beginnen Sie mit einem leckeren Garnelen- oder Krabbencocktail, den Sie mit vielen frischen Kräutern und Zitronensaft pikant würzen.

Mittags gibt es ein großes Seelachs-, Seezungen-, Rotbarsch- oder Forellenfilet. Sie braten den Fisch entweder fettfrei in einer beschichteten Pfanne, grillen, kochen oder dünsten ihn.

Abends – und auch das ist nur eine Anregung – gibt es eine kleine Portion geräuchertes Forellenfilet, allerdings ohne Sahnemeerrettich als Vorspeise. Als Hauptgericht sollten Sie sich Langustenschwänze gönnen.

Sollten Sie den Fisch durch Fleisch ersetzen wollen, was durchaus möglich ist, dann ziehen Sie magere Sorten wie Kalb, Wild und Lamm vor. Vor dem Zubereiten wird alles sichtbare Fett entfernt!

Unser Rezeptvorschlag
Gefüllte Forelle

1 tiefgekühlte Forelle,
1 Scheibe Toastbrot,
1 Teel. geriebene Zwiebel,
1 Teel. Butter,
Salz, Pfeffer,
Zitronensaft,
gehackte Petersilie,
2 Tomaten

Die aufgetaute Forelle säubern und ausnehmen. Das Weißbrot einweichen und wieder gut ausdrücken. Die Zwiebel in der Butter anbraten und mit dem Brot vermischen. Mit Salz und Pfeffer würzen, dann die Petersilie und den Zitronensaft untermengen. Die Forelle mit der Farce füllen und mit einem Zahnstocher zusammenhalten. Mit 2 Tomaten grillen.

Ein Tip für Sie

Sie bewahren sich Ihre Sommerbräune länger, wenn Sie jetzt nur noch sehr kurz duschen und heiße Vollbäder ganz vermeiden. Außerdem sollten Sie jeden Morgen den ganzen Körper gründlich mit einer feuchtigkeitsreichen Creme einreiben.

Und noch ein Gymnastikvorschlag

Ihr Gymnastikgerät ist ein Stuhl. Halten Sie sich mit der linken Hand an der Lehne fest, und lassen Sie das rechte Bein von vorn nach hinten pendeln. Dabei immer höher werden. Nach zehn Übungen die Seiten wechseln.

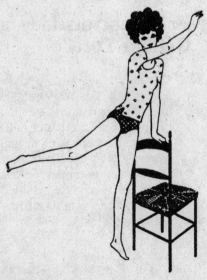

Die Geflügeldiät

Geflügel ist beinahe in jeder Form ein idealer und wohl-schmeckender Schlankmacher. Es ist leicht verdaulich und beseitigt mühelos überflüssige Pfunde.

Ein Vorteil: Geflügelgerichte gibt es in jedem Restaurant. Auch können sie jederzeit Gästen vorgesetzt werden, so daß Sie kaum Einschränkungen in Kauf nehmen müssen, wenn Sie sich ein Wochenende lang der Geflügelkur verschreiben. Ihre Gewichtsabnahme hängt ganz davon ab, welche der drei möglichen Geflügelkuren Sie wählen.

Nr. 1 ist die härteste, aber auch die erfolgreichste. Sie kann innerhalb von nur drei Tagen einen Gewichtsverlust von bis zu dreieinhalb Pfund bedeuten, wenn Sie sich darauf beschränken, pro Tag lediglich ein halbes Pfund Geflügel, in drei Portionen aufgeteilt, zu sich zu nehmen. Besonders kalorienarm sind Huhn, Hahn und Truthahn. Zu trinken gibt es lediglich schwarzen, ungesüßten Kaffee, Tee oder Mineralwasser.

Nr. 2 ist gemäßigter und vor allem für Leute gedacht, die es einfach nicht über sich bringen, den Sonntagmorgen mit einer Portion Geflügel zu beginnen. Ernähren Sie sich des-halb folgendermaßen:

Morgens gibt es eine Scheibe Toast, dünn mit Butter und Schinken belegt, dazu eine halbe Pampelmuse, ein Glas Tomaten- oder Orangensaft, sowie ungesüßten schwarzen Kaffee oder Tee.

Mittags genehmigen Sie sich 150–200 g gegrilltes oder gekochtes Hühner-, Hähnchen-, Fasan- oder Truthahn-fleisch mit einer Schüssel Salat, angemacht mit Zitronensaft oder Joghurtmarinade sowie 150 g fettfrei gedünstetes Ge-müse.

Abends können Sie sich wie mittags ernähren, aber auch das Geflügel und den Salat variieren. Bei dieser Kur können Sie pro Wochenende immer noch bis zu zwei Pfund loswerden. **Nr. 3** sollte vorgezogen werden, wenn Sie nicht unbedingt sehr schnell und sehr viel abnehmen müssen, sondern lediglich kleine Rundungen bekämpfen wollen. Dann besteht nur eine der täglichen Hauptmahlzeiten aus Geflügel.

Allgemein gilt: Essen Sie nur, wenn Sie wirklich hungrig sind! Beenden Sie die Mahlzeit, wenn sich das erste Gefühl der Sättigung einstellt. Verzehren Sie die Geflügelgerichte möglichst ohne Haut. Bereiten Sie die Mahlzeiten so fettarm wie möglich zu. Ergänzen Sie die Schlankheitskur durch ausreichende Bewegung. Bleiben Sie unter 1000 Kalorien täglich!

Bedenken Sie die Kalorienwerte:

	Kalorien je 100 g
Ente, roh	128
Ente, gebraten	312
Fasan	110
Gans, roh	345
Gans, gebraten	420
Hähnchen, gebraten	220
Huhn, gegrillt	190
Truthahn	260
Wildente	120

Dazu ein kalorienarmes Rezept
Flambiertes Hähnchen

¼ *Hähnchen,*
Salz, Pfeffer,
Thymian,
Majoran,
1 Teel. Butter,
1 Teel. gehackte
Zwiebeln,
125 g
Champignons,
½ B. Joghurt,
Suppenwürze,
1 Likörglas
Weinbrand

Das Hähnchen mit den Gewürzen einreiben und ca. 30 Min. durchziehen lassen.

Die Butter mit der Zwiebel erhitzen, das Hähnchen hineingeben und kurz anbraten. Dann die zerschnittenen Pilze hinzufügen, mit dem Joghurt aufgießen, mit der Suppenwürze und dem Pfeffer würzen.

Das Hähnchen in der Bratröhre braun werden lassen. Vor dem Servieren mit dem Weinbrand übergießen und anzünden.

1 Scheibe Toast und grüner Salat, mit etwas Salz und Zitronensaft angemacht, sind dazu erlaubt.

So serviert hat das Gericht nur 300 Kal. Für die Familie gibt es Curryreis dazu.

Ein heißer Tip

Sie tun sich selbst und Ihrem Körper keinen Gefallen, wenn Sie aus jedem Urlaub mit vier, fünf Pfunden mehr zurückkehren. Buchen Sie grundsätzlich nur Halbpension! Ersetzen Sie eine der beiden Hauptmahlzeiten – am besten das Mittagessen – durch Frischobst oder einen anderen, kalorienarmen Snack. Dann dürfen Sie die beiden restlichen Mahlzeiten genießen.

Mit Hüttenkäse, Milch und Obst gegen Übergewicht und müdes Aussehen

Ein praktisch denkender Mensch schlägt am liebsten zwei Fliegen mit einer Klappe. Gemeint ist eine Schlankheitskur, die nicht nur die überflüssigen Pfunde wegzaubert, sondern auch gleichzeitig dafür sorgt, daß Sie frisch, munter und topfit aussehen.

Das Geheimnis: Hüttenkäse, Milch und Frischobst!

Die Vorteile dieser Diät:
Diese Diät ist reich an Eiweiß und macht den Organismus fit. 100 g Hüttenkäse enthalten nur 3,4% Fett und 1,9% Kohlenhydrate. Mit 13,5% stellt das Eiweiß somit den Mammutanteil dar. Diese Menge enthält nur 94 Kalorien! Außer den im Hüttenkäse enthaltenen Mineralstoffen nehmen Sie in Form des Frischobstes wertvolle Vitamine zu sich.
Die tägliche Milch- oder Buttermilchmenge versorgt Ihren Körper zusätzlich mit Aufbau- und Fitneßstoffen.
Die bei dieser Kur erlaubten Nahrungsmittel sind leicht verdaulich und bekömmlich, so daß auch Magenempfindliche mitmachen können.
Da Sie Ihrem Organismus alle notwendigen Nährstoffe zuführen, kann diese Diät nach Belieben auch über ein Wochenende hinaus ausgedehnt werden. Wenn Sie sich jedoch auf drei Tage beschränken, dann nehmen Sie immerhin bis zu drei Pfund ab.

Ihr Speisefahrplan ist denkbar einfach. Sechsmal täglich nehmen Sie drei bis maximal fünf Eßlöffel Hüttenkäse zu sich, den Sie nach Belieben mit Frischobst gemischt haben. Zu den Mahlzeiten gibt es jeweils ein halbes Glas Milch oder Buttermilch. Obwohl Sie die Obstsorten selbst aussuchen dürfen, sollten Sie bedenken, daß Hüttenkäse mit Pampelmusen oder Melonen den besten Erfolg beim Abnehmen bringt. Das machen die Kalorienzahlen auf der folgenden Tabelle deutlich.

	Kalorien
1 Pampelmusenhälfte	50
1 kuchengroßes Stück Melone	30
1 mittelgroße Banane	80
1 mittelgroßer Apfel	65
1 Aprikose	20
1 Apfelsine	65
1 Pfirsich	35
1 mittelgroße Birne	100
1 Pflaume	30

Stellen Sie Ihre Diät also entsprechend einer Kalorienmenge von höchstens 1000 Kal zusammen!

Noch ein guter Tip

Ein Cocktail vor dem Essen ist gefährlich, denn der Alkohol regt den Appetit nur unnütz an. Trinken Sie aber zum Essen ein Glas Wein oder einen Longdrink, dann hilft das, den Appetit zu zügeln.

Unser Rezeptvorschlag
Bunter Obstsalat
Farbfoto auf Seite 89
(4 Personen)

1 Paket IGLO-Himbeeren (250 g), Süßstoff, 1 frische Williamsbirne, Zitronensaft, 2 halbe Pfirsiche a. d. Dose, 4 halbe Aprikosen a. d. Dose, 2 frische Kiwis, 1 Likörglas Birnengeist, ⅛ l Schlagsahne, 1 Eßl. Puderzucker, 1 Vanilleschote

Die Himbeeren in eine Schüssel geben, mit Süßstoff süßen und zugedeckt bei Zimmertemperatur 2–3 Std. auftauen lassen.

Die Birne schälen und vierteln, das Kerngehäuse entfernen und in Scheiben schneiden. Mit Zitronensaft und Birnengeist beträufeln und zugedeckt ziehen lassen. Pfirsiche und Aprikosen abtropfen lassen, die Kiwis dünn schälen und alle Früchte in Scheiben schneiden. Das Obst vorsichtig mischen und in einer Schale oder auf Tellern anrichten.

Die Sahne mit dem Puderzucker halbsteif schlagen, dann das Vanillemark unterrühren. Kurz vor dem Servieren über den Obstsalat geben.

Wer eine Diät einhalten muß, läßt die Sahne selbstverständlich weg!

Die Eiweißdiät

Nicht jeder Mensch, der die Woche über schwer arbeitet und sich am Montag bereits auf den Freitag freut, ist dazu geschaffen, ausgerechnet am wohlverdienten Wochenende auf gewohnte Leckereien zu verzichten, um ein paar überflüssige Pfunde loszuwerden. Möchten auch Sie am Sonntag Ihr Fleisch essen und abends einen guten Tropfen genießen und dabei auch noch abnehmen? Dann ist die abwechslungsreiche Eiweißdiät genau richtig für Sie!

Hier der Diätfahrplan

Zum Frühstück gibt es zwei leicht gewürzte Eier im Glas. Gehen Sie mit dem Salz recht sparsam um, denn es führt zu Wasseransammlungen im Gewebe und verzögert dadurch die Gewichtsabnahme. Zu trinken gibt es ungesüßten schwarzen Tee oder Kaffee.
Mittags ist ein saftiges, mageres Steak von 200 g erlaubt. Dazu gibt es eine große Schale Salat, der mit einem Joghurtdressing oder mit Zitrone und Kräutern angemacht ist.
Nachmittags können Sie nach Belieben schwarzen Tee oder Kaffee oder ¼ l Weißwein trinken.
Abends gibt es wieder ein gegrilltes Steak und eine große Salatschüssel. Als Nachtisch dürfen Sie sich ein bis zwei Gläser eines herben Weißweins gestatten.
Bei der Eiweißdiät können Sie auch Kalb-, Rind-, Schweine- oder Hammelfleisch verwenden. Achten Sie lediglich darauf, daß es sich immer um ein mageres Stück Fleisch handelt.

Am Sonntag dürfen Sie zu Ihrem Fleischgericht auch eine kleine Zwiebel und eine kleine Dose Champignons dünsten. Den Salat variieren Sie nach Belieben – einmal mit Gurken und Tomaten, einmal mit Wasserkresse, Endivien oder Radieschen. Würzen Sie mit frischen Kräutern.

Ein guter Tip für Sie

Nehmen Sie sich zusätzlich für das Wochenende etwas vor, was auch gleichzeitig Spaß macht, z. B. einen langen Waldspaziergang, einen Besuch im Zoo, eine kleine Wanderung oder einen Abend in einem Tanzlokal. Wußten Sie eigentlich, daß Sie durch eine „vertanzte" Stunde immerhin 250 Kalorien verbrennen können?

Unser Rezeptvorschlag
Balkanplatte

125 g Tatar,
1 Eßl. gehackte
Zwiebeln,
Salz, Pfeffer,
1 Zwiebel,
Paprika,
Knoblauch,
1 Eßl. Öl,
1 Paprikaschote,
1 Tomate,
Zitronensaft

Das Tatar mit der Zwiebel verkneten und würzen. Aus der Masse fingerdikke Würstchen formen und diese in einer beschichteten Pfanne im erhitzten Öl von allen Seiten bräunen.

Eine Zwiebel und die Paprikaschote in dünne Ringe schneiden. Die Tomate würfeln. Die Salatzutaten vermengen, mit Salz, Paprika und Zitronensaft abschmecken. Dazu gibt es eine Scheibe Toast ohne Butter. (300 Kal)

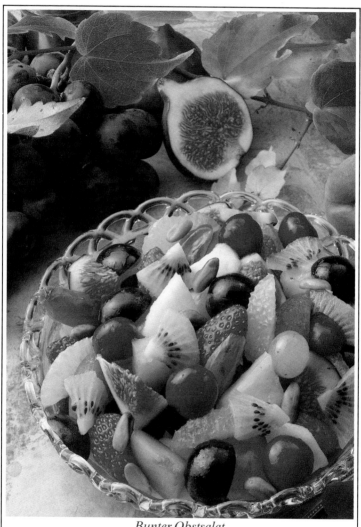

Bunter Obstsalat
Rezept auf Seite 86

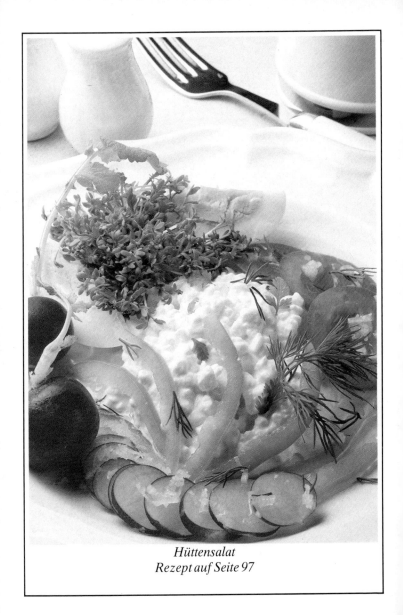

Hüttensalat
Rezept auf Seite 97

Tomaten-Kopfsalatdiät

Diese Diät kommt fast der Null-Diät gleich, sie ist jedoch nicht mit radikalem Hungern verbunden. Innerhalb eines Wochenendes können Sie trotzdem bis zu fünf Pfund Gewicht verlieren!

Was Sie über diese Wunderkur unbedingt wissen sollten:

Bei dieser Diät dürfen Sie mittags und abends jeweils nur eine Tomate und den vierten Teil eines Kopfsalates zu sich nehmen. Pro Tag sollten Sie acht große Gläser Wasser und nur ungesüßten schwarzen Kaffee oder Tee trinken. Wenn Sie die Diät strikt befolgen, führen Sie Ihrem Körper täglich nur 40 Kalorien zu!

Diese Kur ist nur für Leute geeignet, die deutliches Übergewicht haben und ihr Idealgewicht um mehr als 20 % überschreiten. Wenn Sie diese Diät länger durchführen wollen, dann sollten Sie vorher mit Ihrem Arzt sprechen.

Während der dreitägigen Diät empfiehlt es sich, jeden Tag ein Multivitamin-Präparat zusätzlich zu nehmen. Da schnelles Abnehmen oft mit Ermüdungserscheinungen Hand in Hand geht, wäre es besser, während der Dauer der Kur körperliche Kraftanstrengungen und Leistungssport zu vermeiden.

Die Tomaten-Kopfsalat-Diät ist außerdem hervorragend geeignet, einen müden Darm wieder auf Trab zu bringen. Erfahrungen haben gezeigt, daß diese Kur die Eßgewohnheiten eines Menschen auf Dauer ändern kann. Hat man über einen längeren Zeitraum täglich nur 40 Kalorien zu sich genommen, ohne daß dabei übergroße Hungergefühle aufkamen, dann erlischt meist das Verlangen, wieder einmal kräftig „hineinzuhauen".

Da Sie während Ihres Schlankheitswochenendes am besten so selten wie möglich an leckere Speisen denken sollten, empfiehlt es sich, eine Reihe von nicht zu anstrengenden Unterhaltungen und Abwechslungen zu planen. Dazu gehören ein gemütlicher Spaziergang, eine Fahrt ins Blaue, der Besuch eines Zoos oder einer Ausstellung. Außerdem sollten Sie täglich einen Mittagsschlaf halten.

Wenn Sie die vorgeschriebene Diät von 40 Kalorien täglich ein Wochenende durchgehalten haben, dann empfiehlt es sich, den Magen nicht gleich wieder mit einer schwerverdaulichen, üppigen Mahlzeit zu belasten. Besser ist es, ihn schonend an andere Nahrungsmittel in Verbindung mit den bisher erlaubten zu gewöhnen. Besonders geeignet ist dazu nachstehendes Rezept:

Blumenkohl-Tomaten-Salat

*100 g Blumenkohl,
3 Tomaten,
1 hartes Ei,
Salatblätter,
1 Teel.
Sardellenpaste,
½ Becher
Magerjoghurt,
1 Teel.
feingeriebene
Zwiebeln,
1 Teel.
Zitronensaft,
1 Teel. Kapern,
frischer Pfeffer*

Die gegarten Blumenkohlröschen mit den geviertelten Tomaten und den Eischeiben auf den gewaschenen Salatblättern hübsch anrichten. Sardellenpaste, Joghurt, Zwiebel, Zitronensaft, Kapern und Pfeffer zu einer pikanten Sauce verrühren und den Salat damit übergießen.

So serviert hat er nur 250 Kalorien.

Für die Familie gibt es kräftiges Schwarzbrot mit Butter dazu.

Herbst-Diäten

Die fettfreie Spezialdiät

Bei kaum einer anderen Schlankheitskur ist Ihr Speisezettel so abwechslungsreich wie bei der fettfreien Diät, mit der Sie innerhalb eines Wochenendes bis zu zweieinhalb Pfund verlieren können. Diese Kur läßt sich unbedenklich über mehrere Wochen ausdehnen. **Beachten Sie bitte:** Nach einem längeren Zeitraum sollte mit dem Fettverzehr jedoch sehr vorsichtig und langsam wieder begonnen werden!

Die Vorteile der fettfreien Diät: Sie ist schmackhaft, wirkungsvoll und gesundheitsfördernd. Zudem kommt sie Ihrem Teint zugute.

Solange Sie sich auf die erlaubten Nahrungsmittel beschränken, brauchen Sie keine Kalorien zu zählen und dürfen Ihre Menüs selbst zusammenstellen.

Die Kur wird von den übrigen Familienmitgliedern meist freiwillig eingehalten!

Das dürfen Sie essen

Fleisch: Roastbeef, Lamm, Leber, Geflügel, Kalbfleisch – gekocht, gedünstet oder gegrillt. Alles sichtbare Fett vorher wegschneiden!

Fisch und Schalentiere: Flunder, Weißfisch, Rotbarsch, Forellen, Seezunge, Langusten, Garnelen, Krabben.

Gemüse: Spargel, grüne Bohnen, grüner Salat, Erbsen, Kartoffeln, Spinat, Tomaten, Kohl, Paprika, Radieschen, Gurken.

Milch und Milchprodukte: Magermilch, Buttermilch, Hüttenkäse, Quark, Joghurt, Kefir. Alle zwei Tage ein Ei.

Getreideprodukte: Vollkornbrot, Grahambrot, Brötchen, Knäckebrot, Zwieback. Außerdem Reis, Makkaroni und Nudeln.

Nachtisch und Verschiedenes: Honig, Sirup. Gelee, Marmelade, Ketchup, Senf, Gewürze, leicht gesüßter Kaffee oder Tee, Bonbons.

Das dürfen Sie nicht essen

Speck, Würstchen, Salami, Schinken, Schweinefleisch, alle fetten Wurstsorten, geräuchertes Fleisch oder Geflügel, Sardinen, Thunfisch, geräucherte Fischprodukte, Artischocken, Avocados, getrocknete Erbsen oder Bohnen, Pommes frites, Kartoffelchips, saure Sahne, süße Sahne, Butter, Margarine, Vollmilch, Kaffeesahne, Eiernudeln, Gebratenes, Olivenöl, Schmalz, Nüsse, Mayonnaise, Kuchen, Kekse, Schokolade, Kakao und ölhaltige Salatsaucen.

Ein guter Tip

Ein zu hoher Fettgehalt in unserer Nahrung beeinflußt die Gesundheit ungünstig. Fast jeder Durchschnittsbürger verzehrt pro Tag 60–80 g Fett zuviel. Wollen Sie also Ihre Fettzufuhr einschränken, dann bedenken Sie, daß in fast allen Nahrungsmitteln Fett versteckt ist. Das geht von der Milch über Fleisch und Wurst bis zu den Getreideerzeugnissen. Sogar im Obst finden sich Spuren davon. Zusätzliches Fett in Form von Butter, Margarine, Öl ist also gar nicht nötig, um den täglichen Mindestbedarf zu decken.

Unser Rezeptvorschlag
Hüttensalat
Farbfoto auf Seite 90.
(4 Personen)

1 Becher Hüttenkäse,
4 harte Eier,
1 Bund Radieschen,
250 g Tomaten,
1 grüne Paprikaschote,
1 Kästchen Kresse

Den Hüttenkäse in die Mitte einer großen, runden Platte geben, die Eier pellen, vierteln und um den Käse legen. Radieschen waschen, in Scheiben schneiden, die gesäuberten und abgetrockneten Tomaten ebenfalls in Scheiben zerteilen und die Stengelansätze entfernen. Danach die Paprikaschote halbieren, entstielen, entkernen, die weißen Scheidewände entfernen, die Schote waschen und in Streifen schneiden. Nachdem die Kresse geputzt und gewaschen wurde, läßt man sie gut abtropfen. Dann richtet man alle Salatzutaten und die Eier an.

1 Zwiebel,
Essig,
Salz, Pfeffer,
Zucker,
2 Eßl. gehackte Kräuter

Die Zwiebel wird abgezogen, mit Essig, Salz, Pfeffer und Zucker zu einer Marinade verrührt. Nachdem man die Sauce über den Salat gegeben hat, bestreut man mit den gehackten Kräutern, z. B. Petersilie, Schnittlauch, Estragon, Dill.

Die Gemüsediät

Man muß nicht unbedingt Vegetarier sein, um einmal ein „grünes Wochenende" einzulegen. Eine dreitägige Gemüsekur ist das Beste, was Sie Ihrem Organismus, Ihrer Haut und vor allem Ihrer Linie antun können. Bis zu vier Pfund Gewichtsabnahme sollten ein Ansporn sein!

Was Sie bei der Gemüsediät beachten sollten:

Suchen Sie sich nur Gemüsesorten aus, die Ihnen besonders gut schmecken. Dünsten Sie das Gemüse, oder kochen Sie es nur sehr kurz, damit alle Vitamine erhalten bleiben. Vermeiden Sie bei der Zubereitung Fett und Salz und gehen Sie mit scharfen Gewürzen sehr sparsam um. **Essen Sie ausschließlich Gemüse!** Trinken Sie in dieser Zeit keinen Alkohol! Mineralwasser, Gemüsesäfte, ungesüßter Tee oder Kaffee – natürlich ohne Sahne – sind erlaubt.
Wichtig: Eine Reihe von Gemüsesorten sollten bei dieser Kur nicht auf Ihrem Speisezettel stehen. Dazu gehören Avocados, Limabohnen, Linsen und Kartoffeln. Anschließend gleich ein Rezept mit **nur 300 Kalorien!**

Pikanter Pilzauflauf

250 g Pilze a. d. Dose,
1 Teel. Butter,
1 Eßl. Petersilie,
Salz, Pfeffer,
2 Scheiben Toastbrot,

Die Pilze zerkleinern, in der erhitzten Butter anschmoren, mit Petersilie, Salz und Pfeffer würzen. Eine feuerfeste Form mit einer Brotscheibe auslegen, die Pilze daraufgeben, mit dem restlichen Brot abdecken. Das Ei mit dem geriebenen Käse und Schnittlauch

1 Ei,
1 Teel. ger. Käse,
Schnittlauch-
röllchen

verquirlen, darübergießen und den Auflauf im vorgeheizten Ofen ca. 20 Min. backen. Ein grüner Salat ohne Öl paßt gut dazu.

Da Sie während des „grünen Wochenendes" nicht mehr als maximal 1000 Kalorien täglich zu sich nehmen sollten, ist es notwendig, die Nährwerte der erlaubten Gemüsesorten zu kennen, aus denen Sie sich Ihre Menüs nach Gutdünken und persönlichem Geschmack zusammenstellen können:

Kalorienübersicht

1 Tasse Spargel	35
1 Tasse rote Beete	70
1 Tasse Rosenkohl	60
1 Tasse gekochter Weißkohl	40
1 Tasse Karotten	45
1 Tasse gekochter Blumenkohl	30
1 Tasse Sellerie	20
1 Maiskolben	65
1 Tasse Gurken	20
1 Kopf grüner Salat	70
1 Tasse gekochte Zwiebeln	80
1 Tasse rohe Zwiebeln	50
1 Teelöffel Petersilie	1
1 Tasse Radieschen	25
1 Tasse Sauerkraut	30
1 Tasse grüne Bohnen	35
1 mittelgroße Tomate	30
1 Tasse Tomatensaft	50
1 Tasse Chinakohl	35

Die Eier-Apfeldiät

Diese Diät ist preiswert, macht kaum Arbeit und ist ideal für Berufstätige, die am Wochenende genügend zu tun und weder Lust noch Laune haben, lange am Kochherd zu stehen. Außerdem bietet diese Diät eine Reihe von Vorteilen. Äpfel und Eier sind nicht nur kalorienarm, sondern auch schwer verdaulich. Das bedeutet, daß der Organismus Schwerstarbeit leisten muß und mehr Kalorien verbraucht, als dem Körper durch die Nahrungsaufnahme zugeführt werden.

Diese Diät gehört gleichzeitig zu den „Schnellwirkern". Wenn Sie konsequent bleiben, sind Sie am Montag morgen drei bis vier Pfund leichter.

Mit Eiern und Äpfeln rücken Sie nicht nur Ihren Pfunden, sondern auch den verschiedensten Magen- und Darmbeschwerden zu Leibe. Die Äpfel befreien den Darm von krankmachenden Bakterien. Die Eier beleben den gesamten Organismus, ohne ihn kalorienmäßig zu belasten.

Ein guter Tip zu dieser Kur

Kaufen Sie sich vor Beginn der Diät ein totschickes Kleid, einen Hosenanzug oder ein Kostüm. Wählen Sie das Kleidungsstück ganz bewußt so, daß es eine Spur zu eng ist. Setzen Sie sich dann ein Ziel, wann und zu welchem Anlaß Sie zum erstenmal mit Ihrer neuen Garderobe brillieren wollen. Sie werden die Erfahrung machen, daß die strikte Einhaltung der Diät nun nur noch halb so schwer ist!

Der Speiseplan

Bedenken Sie, daß Sie zu jeder Mahlzeit einen Apfel mit einem Ei kombinieren müssen und sich nicht nur auf eines der beiden Nahrungsmittel konzentrieren dürfen. In der Zubereitungsart sind Ihrer Phantasie allerdings keine Grenzen gesetzt.

Zum Frühstück genießen Sie ein pochiertes, fettfrei zubereitetes Ei mit einem zu Mus geriebenem Apfel.

Mittags braten Sie Ihr Ei in einer beschichteten Pfanne – natürlich fettlos – und essen einen in hauchdünne Scheiben geschnittenen, mit Zimt gewürzten Apfel dazu.

Am Nachmittag gönnen Sie sich zu Ihrem beliebig – aber nicht weichgekochtem Ei – einen duftenden Bratapfel aus dem Backofen.

Abends bereiten Sie sich zwei, mit frischen Kräutern verfeinerte, pochierte oder hart gekochte Eier zu. Hauchzart geschnittene Zwiebelringe und zwei geraspelte oder zu Mus zerdrückte Äpfel ergänzen die Mahlzeit.

Eine passende Schlankheitsgymnastik

Um die Innenseite Ihrer Schenkel und Ihre Bauchmuskulatur zu straffen, machen Sie folgende Übung:
Sie legen sich auf den Rücken, strecken die Beine gerade nach oben und kreuzen sie dabei zwanzigmal scherenartig.

Unser kalorienarmer
Rezeptvorschlag
Eiersalat und süßsaure Apfelringe

2 Eier,
100 g gewürfelte
saure Gurken,
Schnittlauch,
Joghurt,
Zitronensaft,
Senf,
Süßstoff,
1 Salatblatt,
1 Toastbrot

2 frische Äpfel,
Zitronensaft,
Zimt,
Muskatnuß,
Süßstoff

Die Eier hart kochen, abkühlen und in Scheiben schneiden. Mit den Gurken vorsichtig vermengen und mit dem Schnittlauch bestreuen.

Aus Joghurt, Zitronensaft, Senf und Süßstoff eine pikante Sauce anrühren und den Salat damit binden.

Das Toastbrot mit dem Salatblatt belegen, den Eiersalat daraufgeben und mit einem zweiten Salatblatt abdecken.

Die Äpfel waschen, schälen, vom Kerngehäuse befreien und in 3–4 mm dicke Ringe schneiden. Von beiden Seiten kurz in einer beschichteten Pfanne fettfrei goldbraun braten. Aus der Pfanne nehmen, mit Zitronensaft beträufeln, einziehen lassen und danach mit Zimt, Muskatnuß und Süßstoff verfeinern.

Die Äpfel nach dem Eiersalat warm genießen.

Die Buttermilchdiät

Teenager, die sich noch mitten im Reife- und Entwicklungs-
prozeß befinden, können nicht jede beliebige Diät wählen,
um überflüssige Pfunde loszuwerden. Während der Puber-
tät ist der gesamte Organismus erhöht anfällig für Krankhei-
ten und Mangelerscheinungen. Die Buttermilchkur ist
jedoch ein ausgezeichnetes Mittel, gleichzeitig etwas für die
schlanke Linie und einen gesunden Teint zu tun, ohne dabei
den Körper zu überlasten.

Da diese Diät stark entwässernd und entschlackend wirkt,
können Sie an einem einzigen Wochenende drei bis vier
Pfund Gewicht verlieren. Ein zusätzliches Plus dieser Kur:
Sie beschwingt, macht fröhlich und fit!

Zur Beachtung:

Diese Radikalkur darf ohne ärztliche Überwachung nicht
länger als maximal drei Tage durchgehalten werden. Außer
den bei dieser Diät gestatteten Speisen und Getränken dürfen Sie nichts – wirklich nichts! – zu sich nehmen.

Verbinden Sie die Tage der Kur nicht gerade mit einem
sportlichen Höchstleistungsprogramm. Das halten Sie nämlich nicht durch.

Fragen Sie Ihren Arzt, ob es ratsam ist, während der Dauer
der Kur ein Vitaminpräparat zu schlucken.

Auf den Tag verteilt sind gestattet:

1 Liter Sauer- oder Buttermilch, 2 Bananen oder 2 Orangen.
Viermal am Tag mixen Sie ¼ l Sauer- oder Buttermilch mit
jeweils einer halben Banane oder Orange. Nehmen Sie ein
wenig flüssigen Süßstoff, falls Ihnen die Milch so nicht
schmeckt. Trinken Sie den Cocktail in winzigen Schlucken.

Ein zusätzlicher Tip für die Schönheit

Einen schönen Busen behält man nur, wenn man regelmäßig etwas dafür tut.
Morgens die Brust mit einer Handbrause mit kreisenden Bewegungen massieren. Nur lauwarmes, niemals heißes Wasser verwenden. Im heißen Vollbad keineswegs länger als höchstens 10 Min. sitzen. Trotz der BH-losen Mode eine Stütze tragen, wenn der Busen voll ist.

Eine passende Schlankheits-gymnastik

Nehmen Sie die Grätschstellung ein und drücken Sie die Knie durch. Dann führen Sie einen schweren Gegenstand mit dem linken gestreckten Arm zur rechten Fußspitze und zurück zur Grundstellung. Wechseln Sie die Arme und üben Sie beidseitig je fünfmal.

Obstsalat in Vanilleschnee

250 g gemischtes Obst,
Süßstoff,
1 Eigelb,
1 Tasse Milch,
1 Vanillezucker,
½ Teel.
Speisestärke,
1 Eiweiß

Das Obst gut zerkleinern und mit Süßstoff bespritzen. Durchziehen lassen. Inzwischen das Eigelb mit der Milch, dem Vanillezucker und der Stärke verquirlen und unter ständigem Rühren kurz aufkochen. Dann etwas abkühlen lassen und dabei einige Male durchrühren. Zuletzt das steifgeschlagene Eiweiß vorsichtig unter die abgekühlte Masse heben. Das Obst damit bedekken und das Ganze sehr gut kühlen.

In einem Thermosbehälter läßt sich diese Speise mehrere Stunden aufbewahren, so daß sie auch für unterwegs durchaus geeignet ist.

Diese Leckerei dürfen Sie ohne Reue zu sich nehmen, denn sie hat nur 300 Kalorien.

Die Familie wird das erfrischende Dessert ebenfalls mögen, vor allem dann, wenn Sie pro Portion noch einen Löffel Sahne dazugeben.

Schöne Haut durch richtige Ernährung

Schönheit muß auch von innen kommen. Deshalb sollten Sie müder und grauer Haut vorbeugen, indem Sie sich **täglich richtig ernähren**.

Benutzen Sie zum Kochen und Anmachen von Salatsaucen grundsätzlich nur Weizenkeim- oder Sonnenblumenöl. Sparen Sie an tierischen Fetten sowie Margarine.

Ersetzen Sie Weißbrot und Brötchen durch Vollkornbrot, das die Verdauung nachhaltig anregt.

Vermeiden Sie weitgehend Süßes und auch Saures. Essen Sie möglichst viel Gemüse und Obst. Wer Fruchtsäure nicht verträgt, kann sich auch auf Rohkost beschränken.

Verwenden Sie reichlich magere Milchprodukte wie Quark, Joghurt und Hüttenkäse. Sie enthalten alle notwendigen Spürenelemente, Mineralstoffe und Vitamine, die für eine gesunde und schöne Haut Voraussetzung sind.

Vermeiden Sie möglichst Fertigprodukte, die mit Trockenmilch hergestellt wurden.

· Die wirksame Hautpflege

Mit der Ernährung allein ist Ihr Hautpflegeprogramm noch nicht beendet. Nehmen Sie zunächst ein Gesichtsdampfbad, um anschließend die Hautporen gründlich reinigen zu können. Rühren Sie eine Gesichtsmaske gegen müde, unreine und zu fette Haut aus einem Eßlöffel Mandelkleie, vermengt mit 2 Tassen starkem Kamillentee an. Tragen Sie die

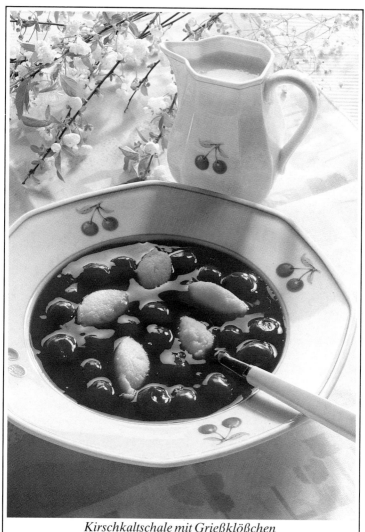

Kirschkaltschale mit Grießklößchen
Rezept auf Seite 114

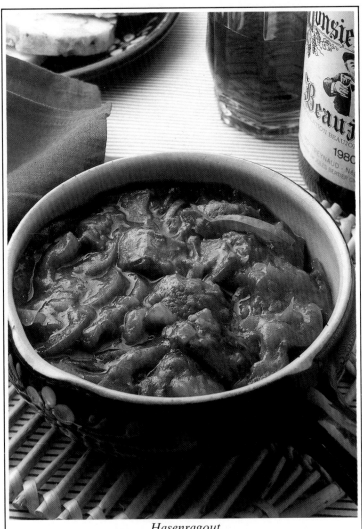

Hasenragout
Rezept auf Seite 117

Masse auf und lassen Sie diese rund 20 Min. einwirken. Lauwarm abspülen.

Rauhe Hände werden wieder geschmeidig und weich, wenn Sie sie mehrmals täglich mit einer selbst hergestellten Mischung aus Mandelöl und Zitronensaft einreiben. Bei schmutzigen Arbeiten sollten Sie Handschuhe tragen.

Ein Tip für Sie

Wenn Sie sich ständig müde fühlen, weil Ihre Nahrung nicht ausreichend Vitamin C enthält, dann sollten Sie Hagebuttentee trinken. Mit ihm können Sie Ihre Müdigkeit vertreiben und gleichzeitig die körpereigenen Abwehrkräfte mobilisieren und herbstlichen Erkältungskrankheiten vorbeugen.

Ihr Schlankheitsrezept
Indonesisches Fischfilet

100 g Fischfilet, Salz, 1 Eßl. Zitronensaft, 1 Teel. Butter, 1 Banane, Curry

Den Fisch in dünne Scheiben schneiden, salzen, mit Zitronensaft säuern. In der erhitzten Butter bei mäßiger Wärme von beiden Seiten garen, aber nicht knusprig braten. In einer zweiten Pfanne mit etwas Butter die beiden Bananenhälften von beiden Seiten braten, mit dem Curry bestäuben und zum Fisch servieren. Mit 3 Eßl. Reis hat dieses Gericht nur 300 Kalorien.

Kirschen und Schnäpschen für Linie und Teint

Im Herbst können Sie mit einer dreitägigen Kirschkur nicht nur Ihrer Linie, sondern auch Ihrem Teint einen großen Gefallen tun. Dabei kann das Schnäpschen in Ehren niemand verwehren. Kirschen eignen sich ganz besonders gut zu einer erfolgreichen und schnell wirkenden Schlankheitsdiät, die zudem noch Ihrem Aussehen zugute kommt.

Kirschen reinigen das Blut von schädlichen Gift- und Schlackenstoffen und wirken blutbildend. Dadurch verhelfen sie Ihnen zu einem blühenden, gesunden Teint und klaren, blanken Augen!

Morgens brauchen Sie auf Ihre gewohnte Tasse Kaffee nicht zu verzichten, doch sollten Sie **keine Sahne** und nur Süßstoff verwenden. Zum Frühstück gibt es ein halbes Pfund (noch besser ein Pfund) Kirschen, wenn Ihr Magen das nüchtern verträgt. Nehmen Sie sich für diese erste Mahlzeit mindestens 30–45 Min. Zeit.

Mittags rutschen die Kirschen – wieder ein ganzes Pfund – schon wesentlich leichter. Notfalls dürfen Sie dazu eine kalorienarme Sauce aus Magermilch-Joghurt, mit Süßstoff verfeinert, genießen. Als Trostpflaster danach genehmigen Sie sich ein klares, gut gebranntes Schnäpschen, das Sie möglichst schluckweise trinken sollten. Das verhindert Luftbildung im Magen und Darm sowie unangenehme Blähungen. Außerdem wird dadurch die Blutbildung angeregt, so daß Ihr Teint noch frischer und jugendlicher erscheint.

Zum Abendessen gibt es die gleiche Portion Kirschen wie am Mittag, jedoch dürfen Sie – mit gewissem Abstand – **zwei Gläschen Schnaps** trinken.

Unser Rezeptvorschlag
Flambierte Kirschen mit Weinbrand

250 g Kirschen, Süßstoff, 1 Likörglas Weinbrand

Die Kirschen waschen, entkernen und halbieren. Nun das Obst mit dem Süßstoff abschmecken und mindestens eine halbe Stunde im Kühlschrank gut kühlen. Danach die Kirschen mit einem Likörglas voll Weinbrand übergießen und das Ganze sofort anzünden.

Dieser hübsche Anblick wird Ihnen sicherlich die Gelüste nach anderen, wesentlich kalorienreicheren Gerichten nehmen. Außerdem läßt sich diese Schlemmerei allen Ihren Gästen anbieten. Der verbrennende Alkohol hinterläßt nämlich leckere Aromastoffe, welche die Speise verfeinern, ohne viele Nährstoffe zu haben.

Entschließen Sie sich am besten gleich zu dieser Diät, die es gut mit Ihrer Linie und Ihrem Teint meint und die Ihrem Bedürfnis nach Süßigkeiten entgegenkommt.

Die Quarkdiät

Ein Schlankmacher, der beinahe jedem schmeckt, ist der Magerquark. Zu Recht bezeichnen Ernährungswissenschaftler ihn als „Wundernährmittel", enthält er doch große Mengen Eiweiß, Kalium, Kalzium, Mineralien, Jod und den kompletten Vitamin-B-Komplex. Magerquark unterstützt auch die Leber bei ihrer Entgiftungsarbeit.

Wenn Sie ein Wochenende lang konsequent die Quarkdiät befolgen und auf Alkohol und Süßigkeiten verzichten, dann können Sie bis zu drei Pfund abnehmen.

Ihr Diätfahrplan

Morgens trinken Sie gleich nach dem Aufstehen eine Tasse warmen, ungesüßten Kräutertee. Später genehmigen Sie sich eine Tasse ungesüßten Tee oder Kaffee mit Magermilch und 1 Knäckebrot mit 100 g Magerquark.

2. Frühstück: Sie dürfen entweder 200 g Magerquark, beliebig mit frischen Kräutern gewürzt, oder ein Glas Magerjoghurt oder Buttermilch zu sich nehmen. Dazu ist eine Tomate erlaubt.

Zum Mittagessen gibt es entweder 250 g Magerquark – mit Kräutern und Zitronensaft gewürzt – zu einer Schüssel grünem Salat oder einen Gemüseteller, der aus einer grünen Paprikaschote, einer halben Salatgurke und einem Dressing aus mit Kräutern abgeschmecktem Magerquark besteht. Dazu ist eine Scheibe Knäckebrot erlaubt.

Am Nachmittag dürfen Sie 100 g Magerquark mit einem halben, geriebenen Apfel und etwas Zitronensaft essen. Auch Kaffee oder Kräutertee ist erlaubt.

Am Abend dürfen Sie schlemmen. Drei fettlos gedünstete Tomaten mit Petersilie bestreuen und zusammen mit 250 g Magerquark genießen. Als Nachtisch ist eine Creme erlaubt. Sie sollte aus einem halben Magerjoghurt, verfeinert mit einem halben, geriebenen Apfel, dem Saft einer Apfelsine und Süßstoff bestehen.

Ein Tip für Ihre Gesundheit

Schon jetzt sollten Sie damit beginnen, sich für den bevorstehenden Herbst abzuhärten. Tun Sie das, indem Sie alle drei Tage abwechselnd heiße und kalte Nackengüsse vornehmen.

Erst fünfmal einen mit sehr warmem Wasser getränkten Schwamm auf den Hals direkt unter dem Haaransatz ausdrücken, dann die gleiche Prozedur dreimal mit einem kalten Schwamm wiederholen.

Und eine Gymnastik, Ihrer Figur zuliebe

Setzen Sie sich auf den Boden und strecken Sie die Beine aus. Dann rollen Sie den Körper mit Schwung nach links, stützen sich dabei auf den linken Arm auf und schleudern den rechten hoch. Die Übung nach jeder Seite fünfzehnmal wiederholen.

Kirschkaltschale mit Grießklößchen

Farbfoto auf Seite 107

(4 Personen)

750 g
Sauerkirschen,
¼ l Rot- oder
Weißwein,
Zitronenschale
(unbehandelt),
1 Zimtstange,
1 Nelke,
75 g Zucker,
20 g Speisestärke,
abgeriebene
Zitronenschale,
25 g Zucker,
1 Prise Salz,
8 Eßl. Glücksklee
inst.
Magermilchpulver,
125 g Grieß,
1 Eigelb

Die Kirschen waschen, entstielen, mit Haushaltspapier trockenreiben und entsteinen. Wein, ¾ l Wasser, Zitronenschale, Gewürze und Zucker in einem Topf zum Kochen bringen. Die Kirschen zufügen, 8–10 Min. leise kochen lassen. Die Stärke mit etwas Wasser verrühren, in die Kirschen gießen, kurz aufkochen. Gewürze entfernen, die Suppe kalt stellen.

½ l Wasser mit Zitronenschale, Zucker und Salz aufkochen. Das Magermilchpulver und den Grieß einstreuen. Zu einem Kloß abbrennen. Zuletzt das Eigelb unterrühren. Mit einem Löffel, der immer in kaltes Wasser getaucht wird, kleine Klößchen abstechen. In kochendes Salzwasser geben, 10–15 Min. garziehen lassen. In die Kaltschale geben.

200 g Magerquark,
1 kl. Ei,
1 Teel. Rosinen,
Zitronensaft,
1 Eßl. Mehl,
Süßstoff

Auch süße Quarkklöße schmecken dazu.
Sie werden auf dieselbe Art zubereitet wie die Grießklöße und müssen 10 Min. im Wasser ziehen. Sie haben weniger Kalorien und passen zur Quarkdiät!

Die Wilddiät

Man muß nicht unbedingt ein Waidmann sein, um Wildspe-
zialitäten zu schätzen, aber sie eignen sich ausgezeichnet für
eine Diät. Wild ist nämlich ausgesprochen kalorienarm und
dank des hohen Eiweißgehaltes sättigend und lecker.

Während der Herbstmonate werden in vielen Restaurants
Wildgerichte angeboten, so daß Sie bei Ihrer Schlankheitskur nicht auf liebgewonnene Wochenendgewohnheiten verzichten müssen.

Wildmahlzeiten werden auch meist von allen Familienmitgliedern geschätzt. Deshalb dürften sie Ihre Diät freiwillig
mitmachen.

Da Wildgerichte nur sehr wenig Fett haben, eignen sie sich
besonders dazu, unseren meist mit tierischen Fetten überla-
steten Organismus gesundheitsfördernd zu entlasten.

Wer besonders schnell abnehmen möchte, sollte zu beiden
Hauptmahlzeiten Wild essen, am besten gegrillt, gekocht,
gedünstet oder in Folie zubereitet. Auf zusätzliches Fett,
viel Salz usw. sollte verzichtet werden. Als Beilagen empfehlen sich **zarte Gemüse und Salate** anstatt Kartoffeln,
Spätzle, Reis oder Brot. Zu den Hauptmahlzeiten ist ein
mittelgroßes Glas herber Weiß- oder Rotwein erlaubt.
Ansonsten sollte der Alkohol während dieser Kur gestri-
chen werden. Auch Süßigkeiten und Mehlspeisen gehören
jetzt nicht auf den Speisezettel.

Ein zu üppiges Sonntagsfrühstück kann den Erfolg der Schlankheitskur wieder in Frage stellen. Deshalb sollten Sie schon morgens kalorienbewußt anfangen, beispielsweise mit einem Bauernomelett, einem Müsli, frischem Obst, einer Quarkspeise, Toast oder Knäckebrot. Dazu gibt es frisch gepreßten Orangensaft oder Tomatensaft. Schwarzer, ungesüßter Kaffee oder Tee sind ebenfalls erlaubt.

Essen Sie immer nur so viel, bis Sie einigermaßen satt sind. Auch bei den Wildgerichten dürfen Sie nicht übertreiben. Nur die Salat- und Gemüseportionen dürfen etwas reichlicher sein. Beachten Sie die Kalorientabelle!

100 g	Kalorien
Hase, roh	110
Hasenbraten	210
Hirsch, roh	125
Hirschbraten	200
Kaninchen	175
Reh, roh	100
Rehbraten	150
Wildschwein	120

Unser Rezeptvorschlag
Hasenragout
Farbfoto auf Seite 108

150 g Hasenfleisch (Hals, Lauf od. Keule), 1 mittelgroße Zwiebel, 1 Teel. Butter, 200 g Pilze a. d. Dose, 2 Kartoffeln, 1 Tomate, 1 Paprikaschote, 1 Eßl. geriebener Käse, 1 Eßl. gehackte Petersilie, Salz, Pfeffer, Paprika, 2 Wacholderbeeren, 2 Tassen Würfelbrühe

Das Fleisch möglichst klein schneiden, die Zwiebel würfeln, die Pilze in Scheiben schneiden. Die Kartoffeln schälen und stifteln, die Tomate waschen und vierteln, die Paprikaschote waschen, die weißen Scheidewände entfernen und in Streifen schneiden. Die Butter in einem Topf zerlassen, Wildfleisch, Zwiebeln und Pilze darin anbraten. Dann die Paprikaschote, die Tomate und die Kartoffeln hinzufügen. Mit 2 Tassen Würfelbrühe aufgießen und das Gericht bei geringer Hitze weichdünsten.

Unter das fertige Ragout vorsichtig den Käse und die Kräuter heben, mit Salz, Pfeffer, Paprika und den zerdrückten Wacholderbeeren pikant abschmecken und sofort servieren.

Für die Familie gibt es außerdem Kartoffelbrei, Preiselbeerkompott und Sahnesauce.

Winter-Diäten

Die Punktediät

Als die Punktediät, die zuerst an den Piloten der US-Air-Force erprobt worden war, auf den Schlemmermarkt kam, sprach man von einem Wunder, dem keiner so recht traute. Und doch ist der durch diese Schlankheitskur hervorgerufene Gewichtsverlust durchaus logisch erklärbar: Man schlemmt zwar, vermeidet aber die dickmachenden Kohlehydrate!

Die Vorteile dieser Diät: Lästiges Kalorienzählen fällt weg. Es reicht, wenn Sie sich in Punkteform den Kohlehydratanteil bestimmter Nahrungsmittel und Menüs einprägen.

Da so herrliche Genüsse wie gebratene Gans, Kaviar, Rinderfilet und Sauce Hollandaise erlaubt sind, brauchen Sie während der Dauer der Diät auf keinen Restaurantbesuch zu verzichten. Auch bei Partys dürfen Sie eine ganze Flasche trockenen Champagner trinken, ohne um Ihre Linie fürchten zu müssen.

Zur Beachtung: Die Punktediät erlaubt Ihnen zwar, an einem einzigen Wochenende auf äußerst schmackhafte Art und Weise bis zu zwei Pfund loszuwerden, doch sollte man die Kur nicht ohne Rücksprache mit dem Arzt beginnen. Da Sie sich dabei fettreich ernähren und auch Alkohol trinken, ist diese Kur weder für Leberpatienten noch für Menschen geeignet, die einen empfindlichen Magen, einen erhöhten Blutfettspiegel oder Fett gegenüber eine allgemeine Unverträglichkeit haben.

Da Sie pro Tag nicht mehr als 60 Kohlehydratpunkte zu sich nehmen sollten, müssen Sie sich die Werte einprägen, die Sie in einer Tabelle auf der nächsten Seite finden.

Kohlehydrat-Punkte

100 g Räucherlachs	0
100 g Kaviar	1
1 Gewürzgurke	2
1 Portion Krabbencocktail	1
1 Tasse Hühnerbouillon	0
1 Tasse grüne Erbsensuppe	20!
1 Portion Aal, Flunder, Forelle, Hecht od. Lachs	0
1 Portion Brathuhn, Ente, Truthahn, Wild	0
1 Portion Rind-, Kalb- oder Schweinefleisch	0
1 Paar Würste	1
Aber:	
1 Tomate oder Aprikose	6
½ Pfund Rosinen	130!
1 Pfund Bauernbrot oder Graupen	250!
1 Stück Torte	30–60!

Unser Vorschlag für Ihre Tagesration:

Morgens künstlich gesüßten Kaffee, 1 Spiegelei mit Schinken, 50 g Emmentaler.

Mittags 1 Wodka, klare Rindsuppe, ½ Brathuhn, 1 Gläschen Weißwein, Camembert und Salat.

Abends 1 Cocktail, ½ Hummer mit Mayonnaise, 1 Steak mit Petersilienbutter, grüne Bohnen in Butter, 1 Glas Rotwein, 1 Portion frische Erdbeeren mit Sahne, 1 Mocca und 1 Kognak.

Und nun ein kohlehydratarmes Sonderrezept
Coque au Vin für Genießer

1 Poularde,
Salz, Pfeffer,
Estragon,
Thymian,
Schalottenpulver,
Butter,
1 Glas Kognak,
Rotwein,
250 g
Champignons,
Zitronensaft,
Petersilie,
etwas Zucker

Die Poularde waschen, abtrocknen und in Stücke teilen. Salzen, pfeffern, mit Estragon, Thymian und Schalottenpulver würzen. Die Teile von allen Seiten in Butter braun anrösten und mit einem Glas Kognak flambieren. Das Ganze in einen feuerfesten Topf geben und mit Rotwein begießen, bis das Huhn bedeckt ist. Ungefähr eine halbe Stunde schmoren lassen.

Die Champignons in Butter dünsten, mit Zitronensaft und nach Belieben mit frischer Petersilie würzen. Dann die Pilze zu dem Huhn geben und zugedeckt mit dem Fleisch gardünsten. Die Sauce evtl. mit etwas Rindsuppe oder Rotwein verdünnen. Zum Schluß mit wenig braunem Zucker und einem Schuß Kognak abschmecken und mit gehackter Petersilie bestreuen.

Gymnastik für Taille und Bauch

Aufrecht stehend die Beine leicht spreizen, das Becken in den Hüftgelenken seitwärts hin und her bewegen. Dann abwechselnd rück- und vorwärts kleine Kreise ausführen. Die Arme gehen dabei mit.

Die Brötchendiät

Gerade bei Frauen – egal ob berufstätig oder nicht – hat sich diese Kur ganz besonders gut bewährt. Innerhalb von nur einem Wochenende können dabei bis zu fünf Pfund verschwinden.

Die Vorteile dieser Diät: Die Kur ist preiswert und außerordentlich magenfreundlich.
Sie ist mit keinerlei Zeitaufwand verbunden und kann genauso gut unterwegs wie zu Hause eingehalten werden.

Man ist immer satt, so daß sich schlechte Laune und der Wunsch, sie wieder abzubrechen, meist gar nicht erst einstellen.

Der Erfolg dieser Diät beruht darauf, daß alle Mahlzeiten, auch die flüssigen Beigaben, ganz gründlich und langsam gekaut werden müssen. Durch das sorgfältige Einspeicheln beginnt die Verdauung bereits im Mund und nicht erst im Magen.

Und so sieht ein Tag aus:

Morgens ist nur eine mit Süßstoff gesüßte Tasse Kaffee erlaubt. Dazu gibt es einen Drittelliter Milch und zwei alte Brötchen. Auch die Milch soll 30 mal pro Schluck gekaut werden!

Mittags und **abends** sieht die Mahlzeit gleich aus. Sie dürfen dazu jedoch Mineralwasser trinken, wenn der Durst Sie allzu sehr plagt. Besser ist es allerdings, sich ganz auf die Milch zu beschränken.
Bei dieser Kur ist die **tägliche Einnahme einer Vitamintablette empfehlenswert!**

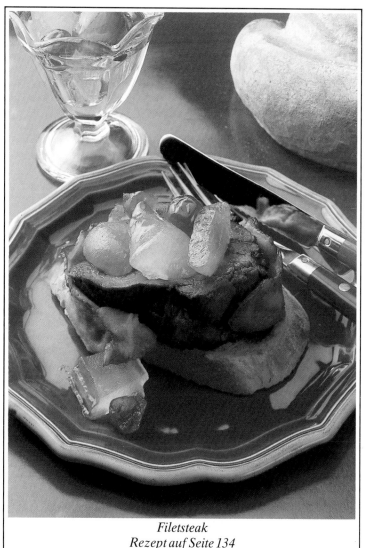

Filetsteak
Rezept auf Seite 134

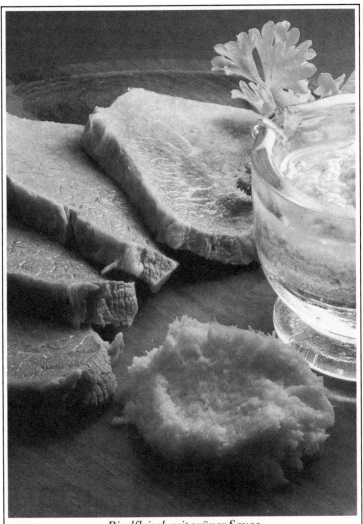

Rindfleisch mit grüner Sauce
Rezept auf Seite 134

Ein guter Tip

Kombinieren Sie Ihre Schlankheitskur mit einem Spezial-
programm gegen unreine, unschöne Haut. Hautunreinheiten können Sie mit Trockenhefe erfolgreich bekämpfen. Sie
wird vor jeder Mahlzeit teelöffelweise eingenommen und
wirkt von innen her entgiftend und entschlackend.

Dazu noch die passende Schlank-
heitsgymnastik

Speckansätze am Gesäß lassen sich vermeiden, wenn Sie
sich auf Hände und Knie niederlassen und jedes Bein
abwechselnd so hoch wie möglich nach oben schnellen. Die
Übung zehnmal wiederholen!

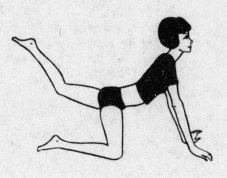

Unser kalorienarmer Rezeptvorschlag
Kardinalsbrötchen

*1 frisches
Brötchen,
200 g Spargel a. d.
Dose,
1 Teel. Mehl,
1 Teel. geriebener
Käse,
Salz, Pfeffer,
Zitronensaft*

Das Brötchen aufschneiden und mit passend geschnittenen Spargelstangen belegen. Die übriggebliebenen Stücke sehr klein hacken und diese mit 3 Eßl. Spargelbrühe, dem Mehl und dem geriebenen Käse zu einer dicken Sauce verkochen. Die Sauce mit Salz, Pfeffer und Zitronensaft abschmecken.

Die Masse vorsichtig auf den Brötchenhälften verteilen und 5 Min. im vorgeheizten Backofen bei 200 Grad überbacken.

Dazu schmeckt ein mit Joghurt und Zitronensaft angerichteter Kressesalat besonders gut.

Mit dieser Mahlzeit nehmen Sie nur 240 Kalorien zu sich.

Für die Familie können Sie das Brötchen vor dem Überbacken noch mit einer Scheibe Käse oder Butterflöckchen belegen.

Fasten Sie richtig, um Ihren Körper zu entgiften

Nicht nur die Naturheilkundler, sondern auch mehr und mehr Ärzte neigen heute zu der Ansicht, daß so viele Pharmazeutika wie nur irgend möglich durch natürliche Wirkstoffe ersetzt werden sollten, um schädliche Nebenwirkungen zu vermeiden und den Organismus nicht unnütz durch künstliche Fremdstoffe zu belasten. Folgen auch Sie diesem Beispiel! Innerhalb von nur drei Tagen können Sie Ihren Körper von schädlichen Giftstoffen, die nicht abtransportiert werden, befreien und dabei auch noch abnehmen. Und so wird's gemacht:

Vor dem Frühstück trinken Sie ein Glas lauwarmes Wasser, in dem Sie einen Teelöffel Glaubersalz aufgelöst haben.

Zum Frühstück gibt es eine halbe Pampelmuse, zwei Knäckebrote oder ein Grahambrot mit Magerquark. Dazu trinken Sie ein bis zwei Tassen Blutreinigungstee, der in allen Apotheken und Reformhäusern erhältlich ist.

Mittags dünsten Sie 500 g Sauerkraut fettfrei und essen dazu zwei bis drei gekochte, nur schwach gesalzene Kartoffeln.

Am Nachmittag gibt es wieder eine Tasse Blutreinigungstee und einen Apfel.

Abends bereiten Sie sich ein Müsli aus Haferflocken, Apfelraspeln und Nüssen, mit Magermilch übergossen. Vor dem Schlafengehen trinken Sie einen mit Süßstoff gesüßten Kräutertee.

Sie erhöhen den Erfolg der Entschlackungs- und Entgiftungsprozedur, wenn Sie auch einen Saunabesuch einplanen. Trinken Sie danach nur Mineralwasser, aber nehmen Sie keine kalorienreichen Getränke zu sich, denn sonst war die Schwitzkur völlig sinnlos.

Am zweiten Tag ernähren Sie sich ähnlich wie am ersten. Mittags variieren Sie Ihr Menü, indem Sie eine Portion gekochtes Kalbfleisch genießen und dazu eine große Schüssel Salat mit einer leckeren Joghurtmarinade servieren.

Dazu unser Rezeptvorschlag
Kalbsbraten in Gurkensauce

1 Teel. Mehl,
1 Teel. Butter,
kalorienverminderte
Gemüsesuppe,
Zitronensaft,
Petersilie,
½ Salatgurke,
Salz,
100 g magerer
Kalbsbraten in
Scheiben

Aus dem Mehl und der Butter eine helle Schwitze bereiten. Die Gemüsesuppe in einer Tasse Wasser anrühren, zu der Schwitze gießen und gut durchrühren. Die Flüssigkeit mit Zitronensaft und Petersilie würzen. Dann die Salatgurke grob würfeln und in der Sauce rund 15 Min. durchschmoren. Mit Salz abschmecken.

Zuletzt die Bratenscheiben in der Gurkensauce erwärmen und servieren.

Dieses leckere Gericht ist nicht nur schnell zubereitet, sondern es schmeckt auch der ganzen Familie und hat nur 350 Kalorien. Dazu servieren Sie noch eine Schüssel Curryreis oder Salzkartoffeln. **Sie selbst halten sich nur an den Braten!**

Zum Schluß noch eine Gymnastik, die Ihre Schönheitsbemühungen unterstützt

Dazu brauchen Sie einen Stock von ca. ½ m Länge. Sie setzen sich auf den Boden und strecken das linke Bein über den waagerecht gehaltenen Stock hoch. Dabei atmen Sie aus. Dann nehmen Sie das Bein zurück, legen sich auf den Rücken, heben die Arme und atmen ein. Danach üben Sie mit dem anderen Bein. Zum Schluß versuchen Sie es mit beiden Beinen gleichzeitig. Jede Übung wird dreimal ausgeführt.

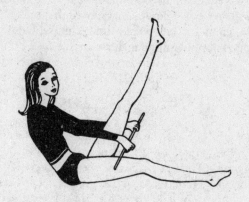

Die Steakdiät für Männer mit Figurproblemen

Erfahrungen und Versuche haben gezeigt, daß die Steakkur vor allem für übergewichtige Männer ohne große Schwierigkeiten durchzuhalten ist. Da bei dieser Diät fast nie Hungergefühle aufkommen und in dieser Kur alle wichtigen Nähr- und Mineralstoffe enthalten sind, haben viele Männer diese Ernährungsweise über Tage und Wochen eingehalten und dabei 20, 30 und mehr Pfund verloren. Der Erfolg an einem einzigen Wochenende: zwei bis drei Pfund.

Bei dieser Diät dürfen Sie täglich 3 Steaks von jeweils 250 g essen, die Steaks nur fettlos in einer beschichteten Pfanne braten, das Fleisch abwechseln, also einmal vom Kalb, einmal vom Rind und einmal vom Schwein nehmen.

Außer Vollmilch, Buttermilch und Mineralwasser dürfen Sie keine anderen Getränke zu sich nehmen.

Ihr Speiseplan

Morgens gibt es ¼ l Buttermilch, dazu ein Schweinesteak und 50 g Spinat oder 100 g Obst nach Ihrer Wahl.

Mittags braten Sie sich ein Rindersteak und genießen dazu entweder 400 g Tomaten oder 100 g Obst nach Ihrer Wahl. Ein Viertelliter Vollmilch oder Mineralwasser sind erlaubt.

Zum Abendessen gibt es zart angebratenes Kalbssteak, dazu 50 g Möhren oder 100 g Obst nach Ihrer Wahl. Als Beilage können Sie aber auch 200 g Chicorée und als Nachtisch einen Apfel, eine Apfelsine, eine Grapefruit, eine Birne oder 100 g Kirschen wählen.

Wenn Sie kein ausgesprochener Obstliebhaber sind, dann dürfen Sie pro Tag 150 ml naturreinen Saft zu sich nehmen. Denken Sie bei der Zubereitung des Gemüses auch daran, daß alle Sorten nur gedämpft, nicht aber in Fett schwimmen dürfen. Wenn Sie Obst essen, dann sollten Sie die Schale mit verzehren, um Ihrem Organismus Ballaststoffe zuzuführen und um dadurch die Verdauung anzuregen.

Ein Tip für Sie

Wenn Sie Ihre Schlankheitsdiät länger als ein Wochenende lang durchhalten wollen, dann sollten Sie sich für das Badezimmer eine Tabelle anlegen, auf der Sie jeden Morgen Ihr Gewicht kontrollieren. Es ist ein wirkungsvoller Anreiz, weiterzumachen, wenn Sie genau merken, wie die Pfunde immer mehr schmelzen.

Zur Unterstützung Ihrer Diät

Für übergewichtige Männer ist der tägliche Waldlauf besonders geeignet, ihre Figur zu verbessern. Aber hüten Sie sich auf alle Fälle davor, Ihrem Körper mehr zuzumuten, als er verkraften kann. Die Länge des Waldlaufes sollte zwar täglich, aber immer nur minimal gesteigert werden, damit er nicht zu einer Belastung, sondern zu einer Ertüchtigung des Körpers beiträgt. Das richtige Maß müssen Sie allerdings selbst herausfinden!

Unsere Rezeptvorschläge

1. Rindfleisch mit grüner Sauce
Farbfoto auf Seite 126

250 g Rindfleisch,
Liebstöckel,
Kerbel, Petersilie,
Schnittlauch,
Borretsch,
Estragon, Kresse,
Zitronenmelisse,
Sauerampfer,
1 B. Magermilch-
Joghurt,
1 Eßl. Zitronensaft,
Salz, Pfeffer,
½ Zwiebel

Das Rindfleisch fettarm kochen oder grillen.

Alle Kräuter sehr fein hacken und mit Magermilch-Joghurt und dem Zitronensaft vermengen. Die Sauce mit Salz und Pfeffer abschmecken und zum Schluß die Zwiebel hineinreiben.

Das Fleisch entweder heiß oder gut gekühlt mit der Sauce servieren.

Dieses Fleischgericht hat einschließlich der Sauce nur 360 Kalorien.

Für Ihre Familie gibt es Salzkartoffeln oder Kartoffelbrei zu dem Fleisch.

2. Filetsteak „Feinschmecker"
Farbfoto auf Seite 125

1 Steak à 250 g,
1 Teel. Öl,
Salz, Pfeffer,
Paprika,
Senffrüchte

Das Öl mit Salz, Pfeffer und Paprika verrühren und das Steak damit bestreichen. In einer beschichteten Pfanne ca. 5–6 Min. braten.

Das Steak mit Senffrüchten belegen und sofort servieren.

Für die Familie wird das Fleisch mit einer Scheibe Toast serviert.

Kamillentee für den Magen und die schlanke Linie

Es ist natürlich sehr bequem, auf eine Schlankheitskur nur deshalb zu verzichten, weil man sich einredet, einen empfindlichen Magen zu haben, der genau vorgeschriebene Eßgewohnheiten gar nicht verkraften würde. Dagegen können Sie mit einer Kamillenteekur angehen.

Natürlich leistet Ihr Magen nicht nur bei der Verdauung Schwerstarbeit, er ist auch ständig seelischen Einflüssen ausgesetzt. Die Folgen dieser ständigen Überbelastung schlagen sich dann in Magenbeschwerden nieder, in Unverträglichkeitserscheinungen, Blähungen, Sodbrennen oder allgemeiner Abgeschlagenheit. Um den täglichen Anforderungen wieder gewachsen zu sein, braucht Ihr Magen dringend eine Erholung. Wenn diese gleichzeitig mit einem Gewichtsverlust verbunden ist, dann gibt es nichts Vernünftigeres, als sich ein Wochenende lang dieses Organs liebevoll anzunehmen.

Beginnen Sie am besten schon am Freitagmorgen mit einer schonenden Rollkur mit Kamillentee. Bereiten Sie aus zwei Teelöffeln Kamillentee (Apothekenqualität) eine Tasse Tee, die Sie lauwarm und schluckweise vor dem Aufstehen trinken. Bleiben Sie nun noch im Bett liegen, legen Sie sich drei Minuten auf die linke Seite, drei Minuten auf den Bauch, anschließend genauso lange auf den Rücken und die rechte Seite. Auf diese Weise umspült der Kamillentee alle Bereiche der Magenschleimhaut und kommt lange genug mit ihr in Kontakt, um seine Wirksamkeit voll zu entfalten.

Der Tee wirkt beruhigend, entzündungshemmend, krampflösend und regenerierend.

Am besten schlägt die Rollkur an, wenn Sie diese wenigstens vier Tage lang durchführen und dabei noch an jedem Morgen dreimal wiederholen. Noch dankbarer ist der Magen allerdings, wenn Sie auch nach jeder Mahlzeit in kleinen, langsamen Schlucken eine Tasse Kamillentee trinken.

Als Schlankheitskur eignen sich die Kamillenteetage dann, wenn Sie an diesem Wochenende sehr kalorienbewußt und eiweißreich, dafür aber fett- und kohlehydratarm essen. Zu empfehlen sind Knäckebrot mit Magerquark, Zwieback, mageres, gegrilltes Fleisch, Geflügel- und Fischgerichte. Vermeiden Sie alle Speisen, die leicht zu Blähungen führen (Linsen- oder Bohneneintopf). Überhaupt sollten alle den Magen belastende Nahrungsmittel ausgeklammert werden.

Unser Gymnastikvorschlag

Legen Sie sich bäuchlings auf einen Hocker und umfassen Sie mit den Händen die vorderen Stuhlbeine. Führen Sie die Beine zur Waagerechten hoch und machen Sie kräftige Schwimmbewegungen.

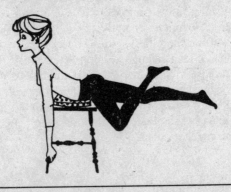

Beginnen Sie schon am Morgen mit einem magenfreundlichen, kalorienarmen Frühstück. Ein entsprechendes Rezept finden Sie gleich anschließend:

Apfel-Krabbentoast

1 Scheibe Toastbrot,
5 g Butter,
1 Apfel,
125 g Krabben,
Salz, Pfeffer,
Zitronensaft

Rösten Sie das Toastbrot knusprig. Bestreichen Sie es mit der angegebenen Buttermenge. Dann raspeln Sie den Apfel möglichst grob und vermischen ihn vorsichtig mit den Krabben.

Schmecken Sie die Mischung mit Salz, Pfeffer und Zitronensaft pikant ab und streichen Sie die Masse auf den Toast. Zuletzt wird die Leckerei noch 5 Min. überbacken und warm genossen.

Ihre Familie braucht mit der Butter nicht ganz so sparsam umzugehen und kann den Toast auch noch mit 1 Eßl. Kräutermayonnaise garnieren.

Ohne diesen Zusatz hat das Frühstück lediglich 150 Kalorien.

Die Wiederholungsdiät

Auf den ersten Blick mag eine Schlankheitskur, bei der Sie zu allen Mahlzeiten das gleiche zu sich nehmen, ziemlich eintönig erscheinen. Erfahrungen haben jedoch gezeigt, daß viele Übergewichtige gerade diese Diät über Wochen durchgehalten und dadurch ihr Idealgewicht erreicht haben.

Die Vorteile dieser Kur:

Sie belastet weder Ihren Geldbeutel, noch Ihre Zeit. Sie können die erlaubten Lebensmittel in größeren Mengen auf Vorrat kaufen.
Da die Speisen schmackhaft sind, wird die übrige Familie – zumindest einmal am Tag – wahrscheinlich freiwillig mitessen.
Bei dieser Diät werden Sie nicht in Versuchung geführt, mehr Kalorien als erlaubt zu sich zu nehmen, weil der Speisezettel genau feststeht.
Sie dürfen die erlaubten Portionen auch auf fünf bis sechs Mahlzeiten verteilen.

Und so sieht Ihr Speiseplan aus

1 Scheibe Toast mit kalorienverminderter Marmelade oder kalorienvermindertem Gelee, 1 Tasse Obst- oder Gemüsesaft, 3 Eßl. Hüttenkäse, ungesüßter, schwarzer Kaffee oder Tee, evtl. kalorienverminderte Sprudelgetränke.
Diese Mahlzeiten, von denen jede rund 170 Kalorien hat, können Sie auch folgendermaßen aufteilen: morgens um acht, mittags um zwölf, nachmittags um drei, abends um sechs und nachts um zehn Uhr.

Wer ganz großen Hunger hat und nicht superschnell abnehmen möchte, der kann auch fünfmal täglich eine vollständige Portion genießen. Er nimmt dann trotzdem nicht mehr als 850 Kalorien zu sich und verliert somit an Gewicht. Schneller geht es natürlich, wenn bei drei Mahlzeiten nur 510 Kalorien aufgenommen werden.

Um Hungergefühle zu bekämpfen, kann der Obst- oder Gemüsesaft auch durch drei weitere Löffel Hüttenkäse ersetzt werden.

Ein guter Tip

Wenn Sie die Wiederholungsdiät erfolgreich beendet haben und trotzdem noch immer zu den Menschen gehören, denen ein üppiges Frühstück über alles geht, dann sollten Sie vor dem ersten Bissen eine halbe Grapefruit verzehren. Das nimmt zunächst den größten Appetit, ist lecker, hat kaum Kalorien und ist reich an Vitamin C. Außerdem hat es sich im Laufe der Zeit gezeigt, daß diejenigen, die täglich eine Morgengymnastik machen, hinterher nicht mehr so großen Hunger haben. Versuchen Sie es doch einmal damit!

Unser zusätzlicher Gymnastik-vorschlag

Wer wenig Bewegung hat, sollte einmal die folgende Übung in seine Gymnastik einbauen. Setzen Sie sich auf den Boden, heben Sie abwechselnd den rechten und den linken Fuß an und lassen Sie ihn in der Luft kreisen – möglichst nach beiden Seiten.

Möglicherweise geht Ihnen die Eintönigkeit der Wiederholungskur ein wenig auf die Nerven. Dann freuen Sie sich auf jeden dritten Tag! Zu diesem Zeitpunkt dürfen Sie Ihre Diät nämlich durch einen leckeren Quarktoast ersetzen, der Ihre Linie ganz bestimmt nicht gefährdet, denn er hat nur 250 Kalorien.

Quarktoast

2 Scheiben
Toastbrot,
½ Teel. Butter,
100 g Magerquark,
je 1 Teel. gehackte
Zwiebeln,
Schnittlauch,
Petersilie,
Salz,
Paprika,
1 Tomate

Den Toast sehr dünn buttern. Den Quark mit den gehackten Zwiebeln, den Kräutern und Gewürzen pikant anrühren und daraufstreichen. Die Tomate mit kochendem Wasser überbrühen, enthäuten und in Vierteln auf den Quark setzen. Zuletzt den Toast überbacken.

Wenn Sie sich 50 Kalorien mehr gönnen wollen, dann drücken Sie in den Quarkaufstrich eine Vertiefung, in welche Sie die Hälfte eines kleinen Eidotters setzen.

Falls Sie den Toast gleichzeitig für Ihre Familie machen wollen, dann verwenden Sie die entsprechende Menge Magerquark.

Die Weindiät

Hier stellen wir Ihnen eine Schlankheitskur vor, die wie maßgeschneidert ist für Leute, die am Wochenende ihren Spaß haben und trotzdem abnehmen wollen. Bei der Brot-, Wein- und Käsediät ist nämlich beinahe alles, was zu einer Party gehört, erlaubt!

Die Vorteile dieser Kur:

Diese Diät kostet kein Vermögen und man fühlt sich im Kreise von lieben Menschen nicht durch strikte Verbote ausgeschlossen.

Man braucht nicht auf das geliebte Glas Wein zu verzichten. Man kann innerhalb von drei Tagen drei Pfund loswerden und fühlt sich während dieser Kur fit und leicht beschwingt. Man leidet nicht unter Mangelerscheinungen, denn man darf beliebig unter Hunderten von Käse- und Weinsorten wählen, solange man sehr fetten Käse und sehr schweren, süßen Wein wie Port oder Sherry ausschließt.

Wenn Ihnen diese Schlankheitsdiät Spaß machen soll, dann wählen Sie Ihren Käse äußerst sorgfältig aus. Leisten Sie sich Sorten, die sonst bei Ihnen kaum auf den Tisch kommen – französische Spezialitäten beispielsweise, solange der Fettgehalt unter 55% liegt. Nehmen Sie sich auch Zeit, wenn Sie Ihren Wein aussuchen und probieren Sie Sorten, die Sie schon immer einmal kennenlernen wollten.

Hier Ihr Ernährungsplan, den Sie strikt einhalten sollten:

Morgens gibt es eine Scheibe Toast, die Sie mit 125 g Ihres Lieblingskäses, aber ohne Butter genießen. Dazu trinken Sie schwarzen, ungesüßten Tee oder Kaffee. Sollte Ihnen die gewohnte Butter sehr fehlen, dann bestreichen Sie Ihren Toast doch mit einem cremigen Schmelzkäse, über den Sie dann erst den Hart- oder Schnittkäse legen.

Mittags dürfen es zwei Scheiben Toast sein, die Sie wiederum mit 125 g Käse belegen. Dazu gibt es ein Glas Weiß- oder Rotwein.

Abends ernähren Sie sich wie am Mittag.

Wenn Sie allerdings zu jenen Leuten gehören, denen ein nächtlicher Snack vor dem Fernseher wichtig ist, dann können Sie abends nur eine Scheibe Toast mit Käse essen und die zweite erst einige Stunden später genießen. Heben Sie sich für diese letzte Mahlzeit auch noch ein Schlückchen Wein auf! Wer großen Appetit hat, darf statt vier auch fünf Mahlzeiten zu sich nehmen. Er wird trotzdem abnehmen, allerdings nicht so schnell.

Toast „Land des Lächelns"

2 Scheiben Toast,
50 g gekochter,
magerer Schinken,
Curry,
20–40 g Streich-
od. Schmelzkäse,
1 Mandarine

Das Brot dünn mit dem Schinken belegen und mit Curry überpudern. Darauf den Käse streichen und die Mandarinespalten darüberschichten. Den Toast im Grill 5 Min. überbacken und auf dicken Gurkenscheiben anrichten.

So serviert hat der Toast nur 300 Kalorien.

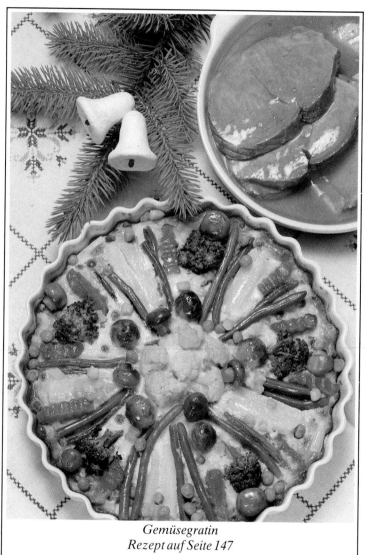

Gemüsegratin
Rezept auf Seite 147

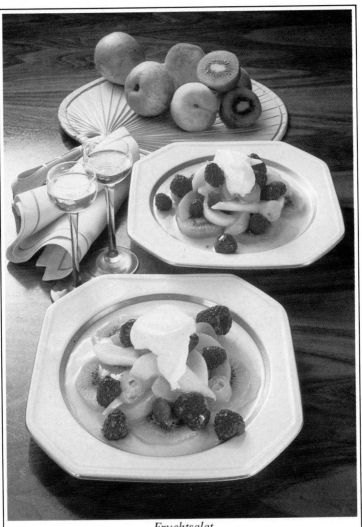

Fruchtsalat
Rezept auf Seite 151

So retten Sie Ihre gute Figur
über die Wechseljahre hinweg

Die meisten Frauen und Männer bringen mit 45 bis 50 Jahren mehr Gewicht auf die Waage, als sie in diesem Alter haben sollten. Die Wechseljahre der Frau und die ebenfalls hormonell bedingte Umstellung des Mannes sind zwar eine Erklärung für die plötzlich auftretenden Rundungen, sollten aber keine Entschuldigung sein. Deshalb wäre es sinnvoll, die folgenden Richtlinien zu beachten:

1. Ernähren Sie sich nicht mehr so wie bisher, denn Ihr Organismus braucht jetzt rund 10 % weniger Kalorien.
2. Kontrollieren Sie Ihr Gewicht täglich. Schon ein einziges Pfund mehr bedeutet, daß Sie ein oder zwei Tage vorsichtig sein müssen.
3. Stellen Sie sich auf mehr Eiweiß, wenig Fett und wenig Kohlehydrate um.
4. Sorgen Sie für ausreichend Sport und Bewegung, aber übertreiben Sie nichts. Hochleistungssport ist nur für alle diejenigen richtig, die ständig im Training sind. Sie sollten Ihre Leistungen **langsam** steigern!
5. Legen Sie entweder einmal wöchentlich einen Schlankheitstag ein, an dem Sie nur die Hälfte der sonst üblichen Kalorien zu sich nehmen, oder essen Sie einmal täglich statt des üblichen Mahls eine Schlankheitsmahlzeit.
6. Gehen Sie mit dem Dickmacher Alkohol möglichst sparsam um. 1 g Alkohol sind immerhin 7,1 Kalorien!
7. Legen Sie einmal im Monat ein Schlankheitswochenende ein. Besonders bewährt haben sich Obsttage, die einen Gewichtsverlust bis zu drei Pfund erbringen können.

Beispiel für einen Obsttag

Am Morgen: 1 Eßl. Brennesselsaft mit 2 Eßl. Mineralwasser verdünnt.

Vormittags: 300 g Süßkirschen

Nachmittags: 300 g Orangen, ohne Schale gewogen

Abends: verdünnter Brennesselsaft und 300 g dünnschalige Trauben

Eine gezielte Gymnastik unterstützt Ihr Wohlbefinden und läßt Ihre Beine schlank und beweglich bleiben. Gehen Sie so oft wie möglich zu Fuß, benutzen Sie nie einen Fahrstuhl und legen Sie Ihre müden Beine häufiger hoch.

Bei längerem Sitzen sollten Sie die Beine hin und wieder vorstrecken, schütteln und kräftig bewegen.

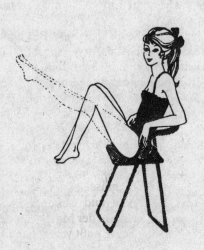

Gemüsegratin
Farbfoto auf Seite 143
(6–8 Personen)

150 g Prinzessbohnen, je ½ Paket IGLO-Kohlrabi, Rosenkohl, Broccoli, Salz, 1 Paket IGLO-Buttergemüse, 1 kl. Dose Champignonköpfe, 2 Pckch. IGLO-8 Kräuter, 3 Eier, 1 Becher Crème fraîche, Pfeffer, Cayennepfeffer, 100 g Emmentaler (gerieben)

Bohnen, Kohlrabi, Rosenkohl und Broccoli nach Anweisung auf der Pakkung in wenig Salzwasser knapp garen und gut abtropfen lassen. Das Buttergemüse gesondert in wenig Wasser garen und die Champignons gut abtropfen lassen. Von allen Gemüsen und den Pilzen jeweils einige Stücke zum Garnieren zurückbehalten. Das Buttergemüse in eine große Auflaufform geben, verteilen, mit den Kräutern bestreuen, dann die restlichen Gemüsesorten einfüllen. Eier, Crème fraîche, Salz, Pfeffer, Cayennepfeffer und Käse miteinander verquirlen und über das Gemüse geben.

Die Form auf einem Backofenrost auf der mittleren Schiene einsetzen und den Gratin goldbraun überbacken.
Strom: 180 Grad, Gas: Stufe 2
Backzeit: ca. 50 Min.

Nach 30 Min. den Gratin mit den restlichen Gemüsen garnieren, mit Alufolie abdecken und weitergaren, bis auch die Masse in der Mitte gestockt ist. Gemüsegratin paßt vorzüglich zu Schweinebraten.

Die Schrothkur

(Eine Diät, die Spaß macht)

Wenn Sie ein Mensch sind, der gerne einmal ein Wochenende „blau" macht, dann gibt es für Sie die maßgeschneiderte Schlankheitsdiät. Ihr Motto heißt: Promille gegen Pfunde! Es dürfte kaum eine angenehmere Art und Weise geben, überflüssige Rundungen abzubauen, als ganz leicht beschwipst und heiter in den Tag hineinzuleben.

Natürlich ist Ihnen bekannt, daß Alkohol zu den gefährlichsten Dickmachern unserer Zeit zählt, denn Sie kennen die Kalorienwerte von Bier, Whisky, Likör und Schnaps. Aber auch hier kann man von Ausnahmen sprechen. Schon vor mehr als hundert Jahren entdeckte Schroth, daß bei abwechselnden Durst- und Trinktagen der Wasserhaushalt des Körpers „wachgerüttelt" wird. Und da die einzig erlaubten Nahrungsmittel nur ein Minimum an Kalorien enthalten, reduzieren Sie beim viertägigen „Schrothen" nicht nur Ihr Gewicht bis zu drei Pfund, sondern Sie entschlacken gleichzeitig Ihren Körper. Um den vollen Erfolg dieser Kur zu erreichen, sollten Sie allerdings ein verlängertes Wochenende wählen, ohne gezwungen zu sein, den arbeitsreichen Montag blau zu machen.

Einige wichtige Hinweise:

Auch Zechen kann anstrengend sein. Unterlassen Sie daher während der Promillekur alle anstrengenden Arbeiten und vor allem: Hände weg vom Steuer.

So richtig Spaß macht diese leicht beschwipste Kur nur dann, wenn Sie ihren Partner dazu überreden können, ebenfalls daran teilzunehmen.

Laden Sie sich für das Schroth-Wochenende nicht gerade Ihre Schwiegermutter ein. Vielleicht hat sie kein Verständnis für Ihre strahlende Laune.

Vergewissern Sie sich vor der Kur, ob Ihre Leber hundertprozentig in Ordnung ist.

Und so wird's gemacht

Durch den ersten und dritten Tag müssen Sie sich regelrecht hindurchbeißen, und zwar durch trockenes Vollkornbrot oder altbackene Brötchen. Davon dürfen Sie allerdings so viel kauen, wie Sie gerade wollen. Zu trinken gibt es an diesen beiden Tagen **nichts, absolut nichts!** Aber keine Angst, Durstgefühle kommen nicht auf, wenn Sie jeden Bissen gut einspeicheln und gründlich kauen!

Am zweiten und vierten Tag werden Sie für Ihre Willensstärke reichlich entschädigt. Jetzt geht der Spaß nämlich erst richtig los. Sie dürfen Wein trinken, und zwar am besten einen trockenen Weiß- oder Rotwein. Bis zu eineinhalb Liter dürfen Sie an einem Tag genüßlich, aber langsam schlürfen. Sie beginnen gleich am Morgen mit dem ersten, leicht angewärmten Gläschen. Gehen Sie an diesen beiden Tagen sehr früh ins Bett. Die nötige Bettschwere werden Sie sicherlich haben! Lassen Sie auch ein ausgedehntes Mittagsschläfchen nicht aus.

Zur sportlichen Betätigung empfehlen wir eine Keulengymnastik. Dafür kann man Plastik-Essigflaschen mit Sand füllen, sie dicht verschließen und evtl. hübsch anmalen oder bekleben. Damit erhält man gute Gymnastikkeulen!

Das kalorienarme Sonderrezept
Flambierte Pampelmuse

1 reife
Pampelmuse,
Rum,
Süßstoff,
1 Gläschen
Weinbrand

Die Pampelmuse schälen und in Spalten zerlegen. Die Obststückchen einige Stunden in einer flachen Schale mit Rum schwimmen lassen, bis sie sich richtig vollgesogen haben. Die Fruchtstücke aus dem Alkohol nehmen, etwas abtropfen lassen, großzügig mit Süßstoff beträufeln und mit dem Weinbrand übergießen. Das Ganze flambieren und heiß genießen. Man kann die Frucht auch in Scheiben verwenden. Ihre Familie und eventuelle Gäste dürfen dazu eine cremige Vanillesauce, einige in Rum getränkte Rosinen oder ein Vanilleeis genießen. Sie selbst beschränken sich auf die Leckerei **ohne Zutaten,** die nur 200 Kalorien ausmacht. Dazu trinken Sie ein Glas Weißwein.

Auch Fruchtsalate eignen sich für die Schrothkur, da sie sich vorzüglich mit Alkohol vertragen. Man kann sie aus ganz beliebigen Obstsorten kombinieren (frisch, tiefgekühlt oder aus Dosen).
Frisches Obst wird wie üblich vorbereitet, Feigen, Korinthen und Rosinen werden gewaschen und eingeweicht, z. B. in Kirschwasser. Ein Rezept finden Sie auf der nächsten Seite.

Fruchtsalat
Farbfoto auf Seite 144

250 g vorbereitetes Obst nach Jahreszeit, Apfelsinen, Äpfel, Bananen, Birnen, Ananas, Pflaumen, Erdbeeren, Weintrauben, Kiwis, Feigen

Die Früchte in Scheiben, Würfel oder Spalten schneiden, mit Süßstoff beträufelt lagenweise in eine Glasschale füllen. Mit Maraschino, Kirschwasser oder Rum übergießen und gut durchziehen lassen. Gut gekühlt servieren.

Für die Familie kann man Löffelbiskuits, Makronen oder Schlagsahne dazu reichen. Auch zerkleinerte Mandeln und Nußkerne lassen sich unter den Fruchtsalat heben.

Noch ein Tip

Gegen einen eventuellen Kater gibt es nichts Besseres, als gründlich auszuschlafen. Achten Sie also darauf, daß Sie nach den beiden Trinktagen mindestens zehn Stunden Schlaf bekommen. Schlafen Sie bei geöffnetem Fenster in einem kühlen Raum. Das beugt Kopfschmerzen vor!

Wir wünschen Ihnen einen fröhlichen, beschwingten Verlauf der Diät und guten Erfolg bei der Abnahme!

Die Reisdiät

Diese Diät kommt aus dem Land der unbegrenzten Möglichkeiten und tut gleichzeitig der Gesundheit und der schlanken Linie gut. Bei dieser Kur ist die tägliche Kalorienmenge kaum begrenzt, so daß niemand hungern muß. Besonders abwechslungsreich ist sie jedoch nicht. Man muß also eine ganze Menge Willensstärke mitbringen, um diese Diät durchzuhalten. Dann werden Sie allerdings mit einem Gewichtsverlust von bis zu drei Pfund belohnt! Entdeckt wurde diese Schlankheitsdiät eigentlich durch einen Zufall. In den USA war es üblich, Patienten mit einem zu hohen Blutdruck eine Reiskur zu verschreiben. Dabei stellte man dann fest, daß bei fast allen Männern und Frauen außer dem Blutdruck auch das Gewicht reduziert wurde. Erst nach dieser Erfahrung wurden drei Reiskuren entwickelt, bei denen bis zu 2000 Kalorien erlaubt sind, die jedoch von den wenigsten Menschen tatsächlich aufgenommen werden, weil weder das Hungergefühl noch der Appetit da sind.

Wichtig ist:
Sie dürfen keinerlei Salz verwenden, auch nicht beim Kochen.
Sie sollten möglichst acht bis zehn große Gläser Wasser täglich trinken. Daneben sind nur schwarzer, ungesüßter Kaffee und Tee sowie Mineralwasser und kalorienverminderte Sprudelgetränke erlaubt.
Wenn die Diät **länger als fünf Tage** dauern soll, muß man **pro Tag eine Vitamintablette** schlucken.
Bei der Reisdiät sind alle drei Mahlzeiten für den Tag völlig gleich.

Reisdiät Nr. 1

Pro Mahlzeit ist folgendes erlaubt: Ein großes Glas Frucht-
saft, 50 g einer beliebigen Obstsorte sowie 150 g Reis. Diese
sehr hoch bemessene Reismenge muß jedoch nicht aufge-
gessen werden. Die drei Mahlzeiten können auch – verklei-
nert – auf fünf bis sechs Nahrungsaufnahmen pro Tag verteilt werden.

Reisdiät Nr. 2

Diese Kur empfiehlt sich erfahrungsgemäß erst dann, wenn
die erste Diät mindestens drei Tage lang durchgehalten worden ist. Dabei sind grundsätzlich die gleichen Nahrungsmittel wie bei Nr. 1 erlaubt. Zusätzlich darf jedoch pro Mahlzeit
eine geringe Menge Gemüse (nicht mehr als 150 g) verzehrt
werden.

Reisdiät Nr. 3

Diese Kur empfiehlt sich ebenfalls erst nach dem Durchhalten der 2. Diät. Hierbei sind zusätzlich zu den Lebensmitteln
der vorigen Kur pro Mahlzeit noch maximal 100 g mageres
Fleisch oder Fisch – gegrillt oder gedünstet – erlaubt. Aber
auch bei dieser Zubereitung darf kein Salz verwendet
werden!

Unser kalorienarmer Rezeptvorschlag
Geflügel-Reistopf

100 g gegrilltes Hühnerfleisch, 1 kl. Zwiebel, ½ Teel. Butter, 1 Tasse Würfelbrühe, 1 Lorbeerblatt, Nelkenpulver, Curry, abgeriebene Zitronenschale, 1 Teel. Zitronensaft, 50 g Reis

Das Fleisch in Streifen schneiden und mit der gehackten Zwiebel in der Butter anbraten. Mit der Brühe aufgießen, dann die Gewürze, den Zitronensaft und den Reis hinzugeben. Rund 30 Min. im Backofen quellen lassen und nach Bedarf mit Flüssigkeit auffüllen.

Dieses Gericht, das Sie sich aber nur alle vier oder fünf Tage genehmigen sollten, hat nur 350 Kalorien.

Für die Familie wird die Mahlzeit mit Käse bestreut und überbacken.

Noch ein Tip für Ihre Schönheit

Ihre Frisur wird wesentlich duftiger, wenn Sie Ihr Haar drei Minuten lang Strähne für Strähne gegen den Strich kämmen. Danach wird der Kopf kräftig geschüttelt, bis das Haar in seine natürliche Fasson fällt.

Mit Müslis gegen Pfunde, Erschöpfung und Anfälligkeit

Die Zeit der Erkältungen und Grippeanfälligkeit verlangt von Ihnen eine besondere Ernährung, wenn Sie von innen heraus etwas für Ihr Wohlbefinden und Ihre Abhärtung tun wollen. Kombinieren Sie dieses Ziel doch einmal mit einer leckeren Schlankheitsdiät, die außer Pfunden auch die allgemeine Erschöpfung vertreibt und den Vorteil bietet, Sie innerhalb eines Wochenendes mühelos um ganze drei Pfund zu erleichtern.

Beim Frühstück lassen Sie einmal Eier, Speck und Toast weg und bereiten sich statt dessen ein schmackhaftes und gesundes Bircher-Benner-Müsli. Sie weichen abends einen guten Eßlöffel Haferflocken in drei Eßlöffeln Wasser ein und lassen sie über Nacht abgedeckt stehen. Am Morgen geben Sie den Saft einer halben Zitrone oder Apfelsine sowie eine Vierteltasse Magermilch dazu. Zerreiben Sie dann zwei größere Äpfel einschließlich Schale und vermengen Sie diese mit der geschlagenen Masse. Zum Schluß geben Sie noch eine kleine Handvoll gehackte oder gemahlene frische Nüsse dazu.

Als Zwischenmahlzeit eignet sich ein Stück Obst, wobei Sie die zu leicht verdaulichen Bananen vermeiden und lieber Hartobst oder Zitrusfrüchte bevorzugen sollten.

Mittags variieren Sie Ihr Müsli, indem Sie die Äpfel durch andere Obstsorten und die Nüsse durch Mandeln ersetzen. Trinken Sie zu den Mahlzeiten ungesüßten Kaffee, Tee oder reichlich Mineralwasser.

Zwischendurch gibt es noch einmal Obst Ihrer Wahl, das Sie auch in Form eines Obstsalates mit zusätzlichen Nüssen und einer leichten, aus Zitronensaft und Süßstoff bestehenden Sauce genießen dürfen.

Abends können Sie sich Apfel- und Birnenscheiben fettfrei anbraten und diese mit im Ofen leicht angerösteten Nüssen bestreuen. Eine leichte Prise Zimt und ein Hauch Muskatnuß erhöhen den Genuß.

Hierzu ein kalorienarmes Sonderrezept:

Zwetschgenmüsli mit Milchkaffee

200 g Zwetschgen, Zitronensaft, 2 Eßl. Haferflocken, 3 Eßl. Joghurt, Süßstoff

Die Zwetschgen entsteinen, waschen und im Mixer pürieren. Mit dem Saft einer halben Zitrone verrühren. Dann die Haferflocken untermengen, mit dem Joghurt begießen und mit Süßstoff abschmecken.

1 Tasse Milch, Süßstoff, 1 Prise Kakao, Zimtpulver

Für den Kaffee die frisch gemahlenen Bohnen in den Tassenfilter geben. Zuerst die kochendheiße Milch, dann die gleiche Menge kochendes Wasser darübergeben. Nun das Getränk nach Geschmack süßen, mit einer Prise Kakao und sehr wenig Zimtpulver bestäuben. Möglichst sehr warm, aber nicht zu heiß trinken.

Dieses Müsli regt die Verdauung an und beschleunigt dadurch noch das Abnehmen!

Unser Tip für Sie

Hüten Sie sich vor „geheimen Verführern" und lassen Sie Kuchen, Süßigkeiten, Puddings und auch Teigwaren in den Regalen des Supermarktes liegen. Sie schützen sich am besten vor dem Schwachwerden, indem Sie grundsätzlich nicht hungrig einkaufen gehen. So können Sie den verbotenen Leckereien wesentlich leichter widerstehen!

Zum Schluß die passende Schlankheitsgymnastik

Legen Sie sich mit abgewinkelten Unterschenkeln auf den Bauch. Stützen Sie die Hände auf und wippen Sie mit dem Oberkörper mehrere Male hoch. Vergessen Sie nicht, die Pomuskeln dabei anzuziehen!

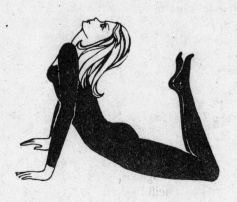